兵道·中医

——读三国，品中医兵法

杨通 著

U0273811

全国百佳图书出版单位

中国中医药出版社

·北 京·

图书在版编目（CIP）数据

兵道·中医 / 杨通著 .—北京：中国中医药出版社，2021.9
ISBN 978 - 7 - 5132 - 6661 - 1

Ⅰ.①兵…　Ⅱ.①杨…　Ⅲ.①《三国演义》—应用—辨证论治
Ⅳ.①R242

中国版本图书馆 CIP 数据核字（2021）第 006520 号

中国中医药出版社出版

北京经济技术开发区科创十三街 31 号院二区 8 号楼
邮政编码　100176
传真　010-64405721
廊坊市祥丰印刷有限公司印刷
各地新华书店经销

开本 710×1000　1/16　印张 10.75　字数 157 千字
2021 年 9 月第 1 版　2021 年 9 月第 1 次印刷
书号　ISBN 978 - 7 - 5132 - 6661 - 1

定价　49.50 元
网址　www.cptcm.com

服 务 热 线　010-64405720
购 书 热 线　010-89535836
维 权 打 假　010-64405753

微信服务号　zgzyycbs
微商城网址　https://kdt.im/LIdUGr
官 方 微 博　http://e.weibo.com/cptcm
天猫旗舰店网址　https://zgzyycbs.tmall.com

如有印装质量问题请与本社出版部联系（010-64405510）

内
容
提
要

中医诊病用药与传统文化思维息息相关，书中的生动故事灵活地展现了中医的灵魂思想——整体观念和辨证论治，"用药如用兵"的思维还蕴含着中医神、圣、工、巧的意境。本书即以《三国演义》之经典军事故事为引，参考国学、哲学等相关内容，结合名老中医临证遣方用药案例，以用兵之理阐释中医辨证诊病的思路，遣方用药的方法，辨别标本缓急的重要性，如何了解和分析病情，建立中医的临证思维。希望通过阅读本书，能为读者了解中医思维提供一种独特的理解途径。本书内涵丰富，构思新颖，言语通俗，可读性强，适合各级医学工作者阅读体会。

前言

在中医的学习过程中，很多人会成为唐代医学家孙思邈所描述的"世有愚者，学方三年，便谓天下无病可治，及治病三年，乃知天下无方可用"的"愚者"；中医还是个门派林立的武藏，寒凉派、攻邪派、补土派、滋阴派、温阳派等高手云集。"博大精深"的中医文献就像黑洞一样，会把你的精力慢慢潜耗，读了大量文献，你才知道各家学说，知道哪家长、哪家短。这众多医家便像是武侠小说里的武林高手，谁是谁的师父，又是谁的嫡传，谁擅长什么功夫，谁和谁门派对立，令你如数家珍。你或许成了金庸笔下的"王语嫣"，对各家刀法剑招了如指掌，一见即知，乃至场外指导别人，自己却未必能拿起三尺铁器。但即使你成为了"满腹经纶"的"王语嫣"，却不等于你能成为一个好中医！到了实战阶段，你会看到同一病证有看似截然不同或是针锋相对的观点和看法，而且任何一方都是令你钦佩的明医大家，使你难以取舍。正如著名经方家胡希恕先生在学医过程中所评："所阅之书既多，则反滋困惑而茫然不解。"因此，成为一个好中医绝不仅仅只靠读书！然而，为什么"千方易得，一效难求"，或"反滋困惑而茫然不解"呢？"千方易得"就如武侠小说里的"招式"，虽然你掌握了全部的基本"招式"，但掌门人还没有传你本门的"心法"，你就不能灵活变通成为高手，而"心法"只可意会，不可言传。就如金庸小说《倚天屠龙记》中张无忌大战"八臂神剑"方东白那一节所描写的那样①。要知张三丰传给他的乃是"剑意"，而非"剑招"，要他将所见到的剑招忘得半点不剩，才能得其神髓，临敌时以意驭剑，千变万化，无穷无尽。倘若尚有一两招剑法忘不干净，心有拘囿，剑法便不能纯。最终张无忌悟得真正的剑道，以意运剑，用木剑大胜方东白。小说强调，武功最高境界就是要过到一个"意"字。无独有偶，看历代名医医著、医案，历代大医每每发出"医者，意也"的感慨，来表达他们一生行医、读书之中最得力之处的体悟，也是一个"意"字。

其实，不只中医如此，许多中国传统文化都有这种特点，中国哲学家冯友兰称之为"负的方法"②。所以，要了解中医的思维，就要从传统文化中找到钥匙。中医对于疾病的认识不是从正面来论说，"医者，意也"思维方式就像冯友兰所说的"负的哲学"。近代以来，西学东渐，由于不懂中国传统文化的"心法"意会传承的特点，现在的中医传承面临诸多问题。2001年8月10日的《现代教育报》用一个专版对中医教育的调查情况做

---

① 张三丰传授张无忌太极剑，只听张三丰问道："孩儿，你看清楚了没有？"张无忌道："看清楚了。"张三丰道："都记得了没有？"张无忌道："已忘记了一小半。"张三丰道："好，那也难为了你。你自己去想想罢。"张无忌低头默想。过了一会，张三丰问道："现下怎样了？"张无忌道："已忘记了一大半。"张三丰微笑道："好，我再使一遍。"提剑出招，演将起来。众人只看了数招，心下大奇，原来第二次所使，和第一次使的竟然没一招相同。张三丰画剑成圈，问道："孩儿，怎样啦？"张无忌道："还有三招没忘记。"张三丰点点头，放剑归座。张无忌在殿上缓缓踱了一个圈子，沉思半响，又缓缓踱了半个圈子，抬起头来，满脸喜色，叫道："这我可全忘了，忘得干干净净的了。"（见金庸《倚天屠龙记》）

② 中国哲学家冯友兰认为哲学有两种方法：正的方法与负的方法。正的方法的实质，是说形上学的对象是什么；负的方法的实质，则是不说它。这样做，负的方法也就启示了它的性质和某些方面，这些方面是正的描写和分析无法说出的。正的方法很自然地在西方哲学中占统治地位，负的方法很自然地在中国哲学中占统治地位。如儒家孔子的弟子问"仁"。道家也是如此，并没有说"道"实际上是什么，却只说了它不是什么。但是若知道了它不是什么，也就明白了一些它是什么。佛家又加强了负的方法。冯友兰称之为静默的哲学。谁若了解和认识了静默的意义，谁就对于形上学的对象有所得。冯友兰常比喻说：这种负的方法就如中国画中"烘云托月"的手法，画家的本意是画月，却只在纸上画一大片云彩，于所画云彩中留有一加圆的空白，其空白即是月。其所画之月正在他所未画的地方。（见冯友兰：《中国哲学简史》）

了报道。报道指出，全国的老中医普遍有一种危机感：在他们这一代过世之后，真正的中医将会在中国消失。在全国名老中医焦树德先生诞辰八十周年的纪念会上，邓铁涛、任继学等先生谈及中医教育，都有个共同的感受，似乎中医院校没有培养出能用中医的思路、方法看病的"中医"。

而当前中医学习者难以学好中医的原因，是因为没有中国传统文化的熏陶，使他们不能完全理解中医理论。而不能很好地理解中医理论的原因是，他们的自我意识里缺乏理解中医理论所蕴含的中国固有文化理论框架和思维方式。大家普遍认为，中医这棵几千年的参天大树是在中国传统文化的土壤中产生的，故要学好中医，借用大诗人陆游"功夫在诗外"的说法，也可以说是"功夫在医外"，故古人有"秀才学医，笼中捉鸡"之比喻，因为"秀才"已经掌握了传统文化中负的方法之思维。

怎样掌握和训练中医思维，借用国学大师南怀瑾的读史方法[①]，我认为从独具中国传统思维的《三国演义》入手，不失为一种好方法，按南怀瑾的说法，小说故事中蕴含着真理。被称为"现代四大史学家"之一的吕思勉先生说：现在中国的书籍，行销最广的是《三国演义》，有的人真"不知汉祖、唐宗是哪一朝皇帝"，然而问及三国史事，却很少荒谬绝伦的，这无疑是受《三国演义》的影响。他们未必人人自己读，然而这种知识，在社会上流传甚广。据说，明、清两代农民起义军的领袖张献忠、李自成、洪秀全等人，都曾把此书当成指导作战的"玉帐唯一之秘本"，清朝统治者据说也以此书来教导他们的将军。

据学者研究，伟人毛泽东一生中也十分钟爱《三国演义》。据有记载的文字佐证，他至少读了70年的《三国演义》。对于三国，毛泽东从历史到演义，都了如指掌，并经常从中提取精华，作为借鉴和日常教育开导的内容。毛泽东谈论三国如数家珍，对其中人事掌故信手拈来。对于中国人来说，三国故事是人们所最熟悉的。《三国演义》是一部脍炙人口的历史小说，里面所描写的斗智斗勇的故事一直为群众所欣赏，里面所提示的战争规律

---

① 南怀瑾说："光读正面的历史是不够的，还要看小说。所谓历史，常常人名、地名、时间都是真的，内容不太靠得住；而小说，是人名、地点、时间都是假的，但那个故事却往往是真的。"

也总为兵家所喜闻乐见。

笔者以为，《三国演义》既能训练上面所说与中医有关的负的方法，又能借以熟悉中医传统文化背景；同时，其许多内容寓医事于军事，很符合中医的原理。因三国故事为人们所熟知，所以我在这里把其中蕴含的用药如用兵的道理以及中医的阴阳、表里、寒热、虚实，辨证论治、扶正祛邪、急则治标、缓则治本、王道药与霸道药、服药瞑眩、服药方法等基本原理、方法做一些阐述，希望能对大家学习中医思维提供另外一种理解的途径。

杨　通

辛丑年春三月

目录

傅青主说："医犹兵也，古兵法阵图无一不当究，亦无不当变。运用之妙，存乎一心。妙于兵者，即妙于医矣。病千变，药亦千变。"岳美中老中医说："医学典籍不可不读，不读则无所比较遵循；亦不可死读，死读则刻舟求剑，守株待兔。"

一、奇正相生——治病之总则

中医治病，历来看重的是方剂，而不是单味中药（中医虽有一味单方治病的，但这是极少数。通常方剂总是数味或十数味甚至数十味药合用的），这在外人，特别是外行人看来，似乎没什么区别。但其实，两者有着本质的不同。所以，中医看病为什么叫开方，而不是开药，也就是说，中医以方剂为中心，而不是以药物为中心，就因为中医更注重整体的配合。那如何认识复方在治疗疾病中发挥的巨大优势呢，我们可以从戚继光的"鸳鸯阵"中试着得到一些启示。

前段时间看了《抗倭英雄戚继光》的电视剧，不仅为他"封侯非我意，但愿海波平"的英雄气概所感染，更为他亲手训练出来的"戚家军"所取得的辉煌战果所折服。在抗倭斗争中，倭军以日本浪人武士为主，加以倭刀锋利，明朝军队屡屡失败。倭人单兵能力强，重视个人的武艺。在戚继光以前，在军队中受到重视的是个人的武艺，能把武器挥舞如飞的士兵是大众心目中的英雄好汉。各地的拳师、打手、盐枭以至和尚和苗人都被招聘入伍，等到他们被有组织的倭寇屡屡击溃以后，戚继光悟到，战斗的成败并非完全取决于个人武艺。所以戚继光在训练戚家军的时候，针对倭人的特点创造了十一人组成的"鸳鸯阵"，戚继光依靠"鸳鸯阵"，以极小的代价大破倭寇，"鸳鸯阵"成为了倭寇的克星，倭患最终得到了平息。

在冷兵器时代，古代名将们创造了许多有用的阵法，取得了辉煌的战绩，把人的潜能发挥到了极致。阵法的运用说明整体大于部分之和。中医也讲用药如用兵，故明代著名医家张景岳把方剂仿兵家思维按古方八阵和新方八阵分类；清代著名医家徐大椿有《用药如用兵论》，提出用药与用兵"其道同也"，"孙武子十三篇，治病之法尽之矣"。其实，医圣张仲景《伤寒论》里的经方，就以几千年的临床疗效论证了复方优于单味药。在治疗疑难重症中，其发挥的作用也如戚继光的"鸳鸯阵"一样常常取得不可思议的奇效。

为什么中医要用复方来治病，是因为中医学的自然属性是状态医学，用药如用兵，其道相通，就是因为战争和中医治病都是针对一个动态过程，所以，针对这个动态，中医在治病过程中提出了一个专有名词，叫作"证"。证的本质就是人体全身的综合反应状态，如把中医的证可以理解为状态病（西医诊治疾病多以器官为依据，可以理解为器官病）。数百种常见方证就是数百种常见状态病，数以千万计的证候就是我们天天面对的千奇百怪的状态病。临床上有很多病人，虽然状态异常，但始终找不到器官病变的现代依据，可称为单纯性状态病；很多器官病同时出现全身状态异常，可称为复和状态病。后者（状态）常常被西医所忽视，但中医往往通过对后者的治疗，针对许多西医难治和不治的器官病，常获得不可思议的疗效。对此，中医学有至少两千多年的研究和极为丰富的临床经验总结。正如克劳塞维茨在《战争论》所说："军事艺术是同活的对象和精神力量打交道。""在世界上的任何场合都没有在战争中那样，事情与人们的想象大不相同，从远处看和近处看差别很大。"正如南怀瑾先生所说："其实，现代所谓的生理学，严格地说，只能称为人体解剖学。否则，便可称它为死理学了！因为现代人体的生理学，都以解剖人死之后的身体而得到的证明，并非像中国古代从活人的身上求得证据。"因为状态是一种随时间变化的全身综合反应，是临床医学中无法规范的客观现象，所以中医临床工作者只能以常见的情况为一组，以有效方剂命名，如小柴胡汤证、桂枝汤证。然而临床上（特别是疑难重症）典型方证仅占 10%~15%，超过 80%的病例都是近似某方证，或少一两个症状、体征，或多几个症状、体征，或几个方证同见于一个患者身上。对此，医圣张仲景进一步提出了桂枝麻黄各半汤等合方治疗疾病的思路。历代医家的实践证明，在临床中，合方（相当于现代战争的海、陆、空三军协同作战）即方与方的再组合，疗效更优越于单方。观经方大家胡希恕及日本汉方家汤本求真等运用大柴胡汤合桂枝茯苓丸、柴胡桂枝干姜汤合当归芍药散等合方组合治疗疑难疾患，陈宝田教授运用三小汤（由小柴胡汤、小青龙汤、小陷胸汤组成）、小四五汤（由小柴胡汤、四物汤、五苓散组成）等，不难发现，合方在治疗疑难疾病方面比单方更具有优势。然而对于合方组合原理，前人较少有系统论述。笔者以为，引入用药如用兵的奇正相生思维，可能会给合方的组方思路提供一些有益的借鉴作用。

兵家奇正相生与中医的阴阳学说一样，是大道至简的总原则。

《孙子兵法》里提出了奇正相生、奇正相变的观点。孙武说："凡战者，以正合，以奇胜。"意思是说，打仗主要靠出奇制胜。孙武认为"战势不过奇正"，而"奇"与"正"的关系，则是相变相生的，"奇"可以变为"正"，"正"也可以变为"奇"，"奇正之变，不可胜穷也"。他认为一个高明的将帅，随着情况的变化而变换奇正战法，犹如天地一样变化无穷，江河一样奔流不竭，总是善出奇兵，打败敌人。

对于"兵之要"的奇正思想，作为《武经七书》之一的《唐太宗李卫公问对》（也称《李靖问对》）进行了详细的论述。

关于奇正，一般指古代军队作战的变法与常法，其含义甚广，如先出为正，后出为奇；正面为正，而翼为奇；明战为正，暗攻为奇，等等。李卫公又说："大众所合为正，将所自出者为奇。""大众所合者"就是以堂堂正正之阵与敌决战，这当然是正兵；"将所自出者"，便是为将者临时捕捉战机，出奇制胜而行动，这便是奇兵。

李靖认为以上说法，各有其理由，不必拘泥。李靖说："善用兵者，无不正，无不奇，使敌莫测。故正亦胜，奇亦胜。"李卫公进一步论述如知奇正相变之术，用兵就能识虚实之势，则无不胜焉。避实而击虚、避其锐气而击其惰归等战术就能灵活运用。故用兵之法，奇奇、正正。伟人毛泽东引录"凡战者，以正合，以奇胜"之后，又加了解释："正"，原则性；"奇"，灵活性。奇正之法，如岳武穆所说："运用之妙，存乎一心。"

这种大道至简的方法与中医诊治疾病的原则极为相似，如明代医家张景岳所说："凡诊病施治，必须先审阴阳，乃为医道之纲领。阴阳无谬，治焉有差？医道虽繁，而可以一言蔽之者，曰阴阳而已。""如能明澈阴阳，则医理虽玄，思过半矣。"《内经》所说："知其要者，一言而终，不知其要，流散无穷。"用奇正思维能更好地理解中医方剂的合方组方原理，并能为组成合方提供借鉴思路。特别在疑难病的治疗中，可以发挥更好的效用。兹举一些作者在临床各科运用奇正思维之例以说明之。

1. 奇正相生思维在肿瘤治疗中的运用

【2015 年 9 月 28 日曾治疗一例肺癌（右肺中央型肺癌并阻塞性肺炎及骨继发恶性肿瘤）。患者咳喘，胸闷痛，腰部疼痛，活动受限，医院认为已到晚期，家人雇用一商务车让她平躺，从几百里外驱车而来求诊。吸取胡希恕老中医及日本人汤本求真等人对肺系疾病的中医病机的认识及治疗的经验，辨证以大柴胡汤合用桂枝茯苓丸为主治疗。我当时的思路是，患者在得知自己身患绝症的一段时间内，处于极度恐惧之中，会出现情绪不稳、食欲减退、睡眠不好，甚至绝望的情况发生。这在中医看来，体内处于一个阴阳气机不能交通的痞塞状态，这时候从正面来攻破"堡垒"是很困难的。但中医很奇妙的地方就在于认为人体有一个气机圆运动，只要在圆运动的一个关键点用力，就会恢复自身圆运动。对此，彭子益的《圆运动的古中医学》中有一些描述："中医学乃是人身一小宇宙之学，只因无法得知

宇宙，遂无法得知中医。""人身与宇宙在同一大气圆运动之中，圆运动中，中气如轴，四维如转，轴运轮行，轮运轴灵，轴则旋转于内，轮则升降于外，此中医的生理也。中医的病理，只是轴不旋转、轮不升降而已。中医的医理，只是运动轴的旋转去运动轮的升降，与运动轮的升降来运动轴的旋转而已。"按此思路，患者出现的状态与大柴胡汤的状态相适合，柴胡剂能有效地缓解肝郁状态，使患者情绪稳定，通过大柴胡汤使人身气机右旋，再合上桂枝茯苓丸活血，疏通人体气血瘀滞，人身圆运动恢复，气血得以流通，患者否塞不通的症状得到缓解，肿瘤这个敌人的阵营就会有可能被松动瓦解。通过圆运动恢复气机，使患者精神振作的方法，是不去正面攻击敌人的方法，按兵家来说，就是奇兵。】

　　慢性病或疑难杂症，特别是肿瘤患者，由于病邪的力量过于强大或机体长期与病邪做斗争，正气的巨大消耗致使患者身心极度疲惫。王三虎教授在《中医抗癌临证新识》一书中强调："疲乏在肿瘤患者中出现率是百分之百，而且还相当严重。"患者容易出现面色苍白、神疲乏力、精神不振、食欲减退、睡眠不好、情绪不稳，甚至气短不足以息、阳气衰微等等症状。这时候以补中益气汤健运中气，如兵家之正兵也。

　　中医认为，健康长寿的人，多中气健旺。当其大气有病之时，本身运动能圆，然后不随大气之不圆以俱病也。如清代著名医家黄元御在《中气论》中说到："医书不解，滋阴泻火，伐削中气，故病不皆死而药不一生。盖足太阴脾以湿土主令，足阳明胃从燥金化气，是以阳明之燥不敌太阴之湿，及其病也，胃阳衰而脾阴旺，十人之中湿居八九不止也。胃主降浊，脾主升清，湿则中气不运，升降反作，清阳下陷，浊阴上逆，人之衰老病死，莫不出此。以故医家之药，首在中气，中气在二土之交，土生于火，而火死于水，火盛则土燥，水盛则土湿，泻水补火，扶阳抑阴，使中气轮转，清浊复位，却病延年之法，莫妙于此矣。"黄元御强调："医家之药，首在中气，却病延年之法，莫妙于此矣。"中医说脾胃为后天之本，仓廪之官，也就是大粮仓之意，粮草充足，才能军心稳定，正符合兵法所说的"兵马未动，粮草先行"。以补中益气汤兼调理脾胃，以期达到养正疾自除，为最终的决战做好准备。随时根据患者身体状况，奇正的方子交替服用，就如兵家奇正相生，正可以转换为奇，奇可以转换为正，最终击败"敌人"。

反之，现在常规的手术、放疗、化疗三部曲的治疗方法，即使患者已经表现出体衰气弱，甚至气短不足以息、阳气衰微等等，"指挥员"也是视而不见，没有避其锐气，不顾兵家先为"不可胜"的思维，不管自身的伤亡，一至要把癌细胞杀灭为止。就如红军第五次反围剿，放弃了诱敌深入、避实击虚的灵活的奇正相生的指导思想，机械采用堡垒对堡垒这样杀敌三千、自损八百的打法。最后如毛泽东同志所指出的，即使能打下堡垒，但却损失了自己的有生力量，即先失人存地，到后来必人地皆失，这是严重违背兵家奇正原则思想的。

【此例患者后来根据实际情况加入化裁处方，于2016年2月20日最后一次就诊后，病情完全好转。现已两年多没有复发，还能下地干活、养猪。在后来遇到的肺癌患者中，有的人中气不足表现很明显，甚至气短不足以息，所以，我又辨证用补中益气汤的变方——升陷汤来治疗一段时间，这样，就形成了以大柴胡汤合桂枝茯苓丸和补中益气汤（包括其变方）为主交替运用的治疗结合方式。这种治疗思想正符合兵家奇正相生的思维。后来把此思维运用了癌症的治疗中，已有十余例患者治愈或是达到带病生存。】

中医有着几千年历史，有许多关于癌肿的治疗经验存在于历代文献和名老中医的心中，善于癌肿治疗的大家们同时也是内科、外科名家或经方大家等等。其实，在中医的体系中，并没有癌肿的概念，比如何任老中医善治癌症却精于《金匮要略》的研究，抗癌名中医王三虎教授却精于《伤寒论》的研究。中医治疗疾病，包括癌症，只要辨证准了，就可能有一线生机。关键在于中医认识世界思维的独特的方式，这种认识方式与当今西医对疾病的认识方式有很大的不同，有时甚至是反其道而行之，故我国科学家钱学森认为，中医理论包含了许多系统论的思想，而这是西医的严重缺点。人体科学的方向是中医，中医现代化将推动人体科学的突破，形成一场科学革命，引起一次东方式的文艺复兴。中国哲学家任继愈说："中国哲学的出路在中医，中医出路在中国哲学。"我们治疗癌症，是回归传统中医对疾病的认识方式，这也许是打开疑难疾患的一把钥匙。

2. 奇正相生在头痛治疗中的运用

我曾经治疗过一位头痛的患者，姓刘，五十余岁，患头痛二十余年，每次头痛都剧痛难忍，疼痛多从一侧眼眶放射到头顶及整个头部，两侧常交替发病，伴同侧眼结膜充血、流泪、眼睑水肿或鼻塞、流涕、呕吐。患者家属说，头痛发作时患者半个脸都通红，很吓人。患者坐立不安，会用拳捶击头部以缓解疼痛。

患者回忆说，她在十余岁时，因一个意外受伤，伤及头部，后逐渐疼痛加重，几十年来，吃过不少止痛药，到各级医院治疗，都未见明显效果，后来经熟人介绍到医院找我诊治。我当时考虑，患者局部有中医所说的"无形之瘀"，有瘀阻则不通，不通则痛，所以用了通窍活血汤，以化局部无形之瘀。但中医看病不能仅仅考虑局部，患者几十年来未愈的原因就在于仅仅从局部考虑用药。于是我从人活一口气的全身辨证出发，用升陷汤改善患者全身状况，两方合起来，既化瘀又行气，气行则血行，使无形之瘀血回归原来的轨道。患者服药后头痛逐渐减轻，之后虽偶有不适，经服用此方加减调治后，十年未复发。

以上的经验说明，治头痛，不能只思考头部的问题，要从整体上考虑气和血的问题。中医认为，血在脉管中运行不息，流布于全身，环周不休。血的运行，取决于气的推动和制约作用之间的协调平衡。在中医来说，气和血的关系就是："气为血之帅，血为气之母""气有一息之不运，则血有一息之不行"。像上述治头痛案例，既化瘀又行气，气血都通了，通则不痛。

从本例可以看出，患者以前的治疗方法都是头痛医头，从微观的层次，用还原论的观点从局部考虑用药。钱学森说："还原观就是说你要研究一个个问题，要把它解剖开，研究更下级的、更细的东西，一层一层地往下解剖，这是还原观，要解决问题得走这一步。那么如果说解决问题仅仅地走这一步，不走其他的，这就成还原论了。还原的方法还是必要的，我们并不反对还原观，但反对还原论。还原论是错误的。就是一个复杂的系统的整体的性质、功能可以大大地不相同于第一个组成部分的性质和功能。所以，我们研究人体科学，第一，还原观是不够的，要用系统论和系统观。"本例成功的关键在于从人活一口气的整体观出发。一直以来，我把系统论和还原观的思维双行并用，治愈多例头痛顽疾。

这是拙作《人活一口气　养生先养气》中的一个章节——气行则血行，头痛顽疾除。此例中系统论和还原观的思维双行并用，也体现了奇正相生思维在治疗头痛中的运用。

3. 奇正相生在心脏疾病中的运用

曾治患者白某，男，66 岁。胸前区疼痛不适，伴有神疲乏力，只能卧床休息，被医院诊为冠心病，曾服用血塞通、地奥心血康等药，也服用了许多活血化瘀的方药，病情不见好转，省城医院建议行心脏支架术。患者畏惧手术，到我处诊治。观患者气短不足以息，且有畏寒怕冷之阳虚表现。遂处以升陷汤，以改善其中气下陷之症状，以苓桂术甘汤之温阳利水湿为正兵，合以血府逐瘀汤之活血化瘀以为奇兵，奇正相生。经过三个多月的治疗，患者从卧床到逐渐下地行走，好转后能进行体力劳动，每天种菜、干农活。随诊七年有余，患者没有特别不适感觉。

为什么治疗心脏病要温阳益气，不能只活血化瘀呢？中医认为，心为阳中之太阳，心脏是人体阳气较旺的地方，人体血管流着的血就如大地上的河流，阳气不足了，就相当于"冬天"来了，河流结冰了，这个时候，活血化瘀就是去"凿冰开河"。然而，寒冷的体内环境不改变，虽可取一时之效，但从长远来看则是永无愈期。中医的治疗办法就是温阳，就是把体内"冬天"的环境转变为"春夏天"的环境，这样"冬去春来"，可能就有转机。本例中以两种方法相结合，正如兵家之奇正相生，相得益彰。

经方大家刘渡舟说："目前之治冠心病者，仅守活血化瘀之一法，美则美矣，而法未尽也。如能从水气上冲证中而补其所缺，则思过半矣。"观今天在心脏疾病的治疗过程中，活血化瘀法被滥用，完全不顾中医气行则血行、气为血之帅等理论，也是不懂奇正相生之法的缘故。

4.奇正相生在肾病方面的运用

曾治一肾病综合征患者，病程已达九年余，患者多年来到各地求医未果，特别担心病情会恶化，心情极度紧张，其尿检常年有蛋白、隐血，小便黄，腰酸痛，全身乏力，辨证处以养阴清热之剂，按岳美中老中医、时振声老中医治肾病的经验以及赵绍琴老中医疏风凉血的经验加减化裁，并辅助以赵老肾病忌食蛋白和散步的经验，服药百剂后，病情逐渐好转。然而患者患病多年，蛋白、隐血遇劳则发，病情易发复，很难根治。受奇正相生思维的启发，忽忆《内经》有"中气不足，溲便为之变"之说，变用补中益气汤加减化裁，后来又用此方与前段时间的疏风凉血之剂交替服用百余剂，最终蛋白、隐血完全消失，而且据患者自诉，其多年的风湿疼痛也随之而愈。

奇正相生的思想在临床各科中均有指导意义，不胜枚举。比如治疗风湿病，《金匮要略》治病历节不可屈伸、疼痛的乌头汤（乌头、麻黄、黄芪、芍药、甘草）。在谈到乌头汤方义时，清代名医尤在泾引用《三国演义》中的故事加以说明，《金匮要略心典》里这样说："此治寒湿历节之正法也。寒湿之邪，非麻黄、乌头不能去，而病在筋节，又非如皮毛之邪，可一汗而散者，故以黄芪之补，白芍之收，甘草之缓，牵制二物，俾得深入而去留邪。如卫瓘监钟、邓入蜀，使其成功而不及于乱，乃制方之要妙也。"比如治疗水饮为患的十枣汤，用大戟、芫花、甘遂以攻逐水饮。因用三个大毒药峻下，恐伤害脾胃，有损正气，故用肥大枣十枚煎汤，送服药末，这样既可培补中土，扶正以制水，又可监制三药的毒性，取名"十枣汤"的意义也就在此。胡希恕老中医用十枣汤改良剂治疗胸水、腹水等（见下篇"二士争功"章节）。以上无不体现奇正相生之思想，本文仅以此抛砖引玉，读者可举一反三。

5.《伤寒论》中的"兵医相通"举例

为了更有力地说明兵医相通之理，兹举方书之祖——《伤寒论》为例，以一些伤寒学者的研究来加强论证之。如清代名医徐灵胎认为《伤寒论》

就是示人以复方纠正人体状态之巧，以大量误治、失治病例来说明"观其脉证，知犯何逆，随证治之"的兵医相通思想。他自说："探究三十年后而悟其所以然之故，又复钻穷者七年，而五易其稿，乃无遗憾。"徐灵胎著成《伤寒类方》一书，在书中说："不知此书非仲景依经立方之书，乃救误之书，仲景当时著书，不过是随症立方。"这与兵家临机应变的思想极为一致，徐氏有《用药如用兵》①专论，柯韵伯在《伤寒来苏集》更是有一大段用药如用兵释《伤寒论》几乎全部内容的专论②。伤寒大家陆渊雷在《伤寒

---

① 徐灵胎"用药如用兵"论：圣人之所以全民生也，五谷为养，五果为助，五畜为益，五菜为充，而毒药则以之攻邪，故虽甘草、人参，误用致害，皆毒药之类也。古人好服食者，必生奇疾，犹之好战胜者，必有奇殃。是故兵之设也以除暴，不得已而后兴；药之设也以攻疾，亦不得已而后用，其道同也。故病之为患也，小则耗精，大则伤命，隐然一敌国也。以草木偏性，攻脏腑之偏胜，必能知彼知己，多方以制之，而后无丧身殒命之忧。是故传经之邪，而先夺其未至，则所以断敌之要道也；横暴之疾，而急保其未病，则所以守我之岩疆也。挟宿食而病者，先除其食，则敌之资粮已焚；合旧疾而发者，必防其并，则敌之内应既绝。辨经络而无泛用之药，此之谓向导之师；因寒热而有反用之方，此之谓行间之术。一病而分治之，则用寡可以胜众，使前后不相救，而势自衰；数病而合治之，则并力捣其中坚，使离散无所统，而众悉溃。病方进，则不治其太甚，固守元气，所以老其师；病方衰，则必穷其所之，更益精锐，所以捣其穴。若夫虚邪之体，攻不可过，本和平之药，而以峻药补之，衰敝之日不可穷民力也；实邪之伤，攻不可缓，用峻厉之药，而以常药和之，富强之国可以振威武也。然而选材必当，器械必良，克期不衍，布阵有方，此又不可更仆数也。孙武子十三篇，治病之法尽之矣。

② 《伤寒来苏集》"用药如用兵"原文：更请以兵法喻，后法之要，在明地形。必明六经之路，才知贼寇所从来，知某方是某府来路，某方是某郡去路。来路是边关，三阳是也；去路是内境，三阴是也。六经来路各不同，太阳是大路，少阳是僻路，阳明是直路，太阴近路也，少阴后路也，厥阴斜路也。客邪多从三阳来，正邪多由三阴起，犹外寇自边关至，盗贼自内地生也。明六经地形，始得握百病之枢机；详六经来路，乃得操治病之规则。如以证论，伤寒，大寇也，病从外来；中风，流寇也，病因旁及；杂病，盗贼也，病由中起。既认为何等之贼，又知为何地所起，发于其境，便御之本境，移祸邻郡，即两路来攻。如邪入太阳地面，即汗而散之，犹陈利兵于要害，乘其未定而击之也。邪之轻者在卫，重者在营。尤重者在胸膈，犹寇之浅者在关外；其深者在关上，尤深者在关内也。麻黄为关外之师，桂枝、葛根为关上之师，大小青龙为关内之师矣。凡外寇不靖，内地盗贼必起而应之，因立两解法，故有大小青龙及桂枝、麻黄加减诸方。如前军无纪，致内乱蜂起，当重内轻外，因有五苓、十枣、陷胸、泻心、抵当等汤也。邪入少阳地位，宜杂用表里寒热攻补之品，为防御解利之法。如偏僻小路，利于短兵，不利于矛戟；利于守备，不利于战争也。邪之轻者入腠理，重者入募原，尤重者入脾胃。小柴胡，腠理之剂也；大柴胡，募原之剂也；小建中、半夏泻心、黄芩、黄连四汤，少阳之脾剂也；柴胡加芒硝、加龙蛎二方，少阳之胃剂也。如太阳少阳有合并病，是一军犯太阳，一军犯少阳矣。用柴胡桂枝汤，是两路分击之师也。甚至三阳合并病，是三面受敌矣，法在独取阳明。阳明之地肃清，则太少两路之阳邪，不攻自解。但得内寇宁而外患自息，此白虎之所由奏捷耳。若阳邪不战于内地，用大承气以急下之，是攻贼以护主。若阴邪直入于中宫，用四

论今释》里认为六经的实质，就是根据机体对病邪的反应状态分为阴和阳，以机能亢进者为阳，阳又分太阳、阳明、少阳之不同，以机能衰减者为阴，即以全身虚寒证为少阴、胃肠虚寒证为太阴，厥阴篇是千古疑案，乃是凑合拘牵六经名数。陆渊雷认为，中医内科病之证候，多非疾病之本体，而是正气抵抗病毒时所发生之现象，故观察证候可以测知正气抗病之趋势，于是选用方药，经利导匡救，而达到治疗之目的。明乎此，然后可以释太

逆汤以急救其里，是强主以逐寇也。阳明为内地，阳明界上，即太阳少阳地面。邪入阳明之界，近太阳地面，虽不犯太阳，太阳之师，不得坐视而不救。故阳明之营卫病，即假麻黄、桂枝等方以汗之。邪近少阳地面，虽不入少阳，少阳之师不得高垒而无战。故阳明之腠理病，即假柴胡以解之。是阳明之失守，非太阳之不固，即少阳之无备，所以每每两阳相合而为病也。若邪已在阳明地面，必出师奋击，以大逐其邪，不便少留，故用栀豉、瓜蒂之吐法以迅扫之。若深入内地，不可复驱，则当清野千里，使无所剽掠，是又白虎得力处也。若邪在内廷，又当清宫除盗，此三承气所由取胜。如茵陈、猪苓辈，又为失纪之师立法矣。太阴亦内地，少阴厥阴是太阴之夹界也。太阴居中州，虽外通三阳，而阴阳既已殊途，心腹更有膈膜之藩蔽。故寒水之邪，从太阳外属者轻，由少阴内授者重；风木之邪，自少阳来侵者微，因厥阴上袭者甚。如本经正邪转属阳明而为实，犹师老势穷，可下之而愈。如阳明实邪转属本经而成虚，则邪盛正衰，温补挽回者甚难。盖太阴阳明，地面虽分，并无阻隔。阳明犹受敌之通衢。甲兵所聚，四战之地也。太阴犹仓廪重地，三军所依，亦盗贼之巢穴也。故元气有余，则邪入阳明；元气不支，则邪入太阴。在阳明地面，则陈师鞠旅，可背城一战，取胜须臾。在太阴地面，则焚劫积蓄，仓廪空虚，枵腹之士，无能御敌耳。厥阴之地，相火游行之区也，其本气则为少火。若风寒燥湿之邪，一入其境，悉化为热，即是壮火。其少火为一身之生机，而壮火为心腹之大患。且其地面通达三焦，邪犯上焦，则气上撞心，心中疼热，消渴口烂，咽痛喉痹；逼入中焦，即手足厥冷，脉微欲绝，饥不欲食，食即吐蛔；移祸下焦，则热利下重，或便脓血，为害匪浅，犹跳梁之师矣。仲景制乌梅丸方，寒热并用，攻补兼施，通理气血，调和三焦，为平治厥阴之主方，犹总督内地之大师。其与之水以治消渴，茯苓甘草汤以治水，炙甘草汤以复脉，当归四逆以治厥，是间出锐师，分头以救上焦之心主，而安神明也。用白虎、承气辈，清胃而平中焦之热实，白头翁、四逆散，清脾而止下焦之热利，是分头以救腹中之阴，而扶胃脘之元气耳。胃为一府，而分阴阳二经，少阴一经，而兼阴阳两藏者，皆为根本之地故也。邪有阴阳两途，藏分阴阳二气。如阳邪犯少阴之阳，反发热心烦，咳渴咽痛；阳邪犯少阴之阴，则腹痛自利，或便脓血；阴邪犯少阴之阳，则身体骨节痛，手足逆冷，背恶寒，而身踡卧；阴邪犯少阴之阴，则恶寒呕吐，下利清谷，烦躁欲死。仲景制麻黄附子细辛、黄连阿胶、甘草、桔梗、猪肤、半夏、苦酒等汤，御阳邪犯少阴之阳也；其制桃花、猪苓等汤，御阳邪入少阴之阴也；附子、吴茱萸、四逆等汤，御阴邪犯少阴之阳也；通脉四逆、茯苓四逆、干姜附子等汤，御阴邪入少阴之阴也。少阴为六经之根本，而外通太阳，内接阳明。故初得之而反发热，与八九日而一身手足尽热者，是少阴阳邪侵及太阳地面也；自利纯清水，心下痛，口燥舌干者，少阴阳邪侵及阳明地面也。出太阳则用麻黄为锐师，而督以附子，入阳明则全仗大承气而不设监制，犹兵家用向导与用本部不同法也。其阴邪侵入太阴，则用理中、白通加人尿、猪胆等法，亦犹是矣。嗟呼！！不思仲景之所集，安能见病知源也哉？

阳病，而全部《伤寒论》亦不难知矣。

经方大家胡希恕认为：机体的自然本能与疾病斗争的方式，以此则表、里、半表半里便规定了正邪斗争的病位反应，若机体的机能亢进，就有阳性的一类证候反映于病位；若机体的机能沉衰，就有阴性的一类证候反映于病位。一句话，疾病刺激于机体，机体即应之以斗争，疾病不解，斗争不已。疾病的种类虽殊，而机体斗争的形式无异，此所以有六经八纲的一般规律的反应。

以上说明，中医的辨证施治，正是顺应机体抗病机制的一种疗法，其产生疗效的原因，亦即在此。在运用伤寒经方中，岳美中老中医认为《伤寒论》在辨证论治中既掌握了空间又抓住了时间，那么何以见得呢？岳老说："一个太阳中风的病证，有一个针对性强的桂枝汤，不就可以解决得很好吗？宇宙间没有不变的事物，没有不发展变化的疾病，况且外感热性病属炎上的火，而中风证又体质素弱，抗病力不足，更容易起变化，不抓住它的时间上的运动，只静止地孤立地掌握它空间上的客观存在，会随时碰壁，捉襟见肘，穷于应付。仲景以高度的智慧，敏捷的手腕，抓住了疾病运动的时间，随病机以赴，毫不失时地加以分析问题，自使病无遁形，方无虚发。"这种抓住时空观念的思想是不是与兵家思维十分相像？如不抓住时空，就成了纸上谈兵的赵括。在桂枝汤的服法，有"服已须臾，啜热稀粥一升余，以助药力。温覆令一时许，遍身微似有汗者益佳，不可令如水流漓，病必不除。"岳老说，这一"必"字，是何等苦口婆心。中医用桂枝汤解肌发汗，用热粥以助药力，正体现了兵家奇正相生之法，又强调发汗不能太过，更体现了奇正相生。又如小柴胡汤在太阳篇中就有条文12条（第37、96、97、98、99、100、101、103、104、144、148、149），阳明篇中3条（第229、230、231），在厥阴病篇、瘥后劳复篇中均各只有1条，即379和394条，少阳病篇只有两条。柯琴说："仲景之六经，是经界之经。"经是地面经界，小柴汤就是守护少阳经界的，为什么会在其他经界出现呢？而且，在小柴汤的运用上，仲景说："但见一症便是，不必悉具。"不正是与用兵要据敌情随机应变，不可失去战机相似么。

可见，以上中医大家这种执简驭繁的思想，与作为"兵之要"的奇正思维有惊人的相通之处。

二、任势用能——病千变，药亦千变

兵家另一个闪光的亮点，是任"势"。《孙子兵法》云："善战者，求之于势，不责于人。""如转圆石于千仞之山者，势也。"高明的将帅指挥军队打仗时所造成的有利态势，就好像把巨大的圆石从几千尺的高山往下飞滚那样，不可阻挡，这就是军事上所谓的"势"。故将帅要充分利用天、地、人各种因素，即地理条件、气候因素、敌人内部矛盾等一切因素来造"势"。一旦"势"成，就是战机，把握住战机，就事半功倍，易于取得胜利。如官渡之战曹操于乌巢烧袁绍粮草，釜底抽薪造"势"；孔明借东风，识天文气候造"势"；孙膑围魏救赵，攻其必救造"势"；韩信背水列阵、四面楚歌、十面埋伏造"势"等。这些成功造"势"，成为了战争取胜的关键。在强大的"势"之下，势如破竹，可以说胜局已定。

用药如用兵，中医借鉴任"势"的思想有助于博采众家之长，抛弃门派之见。中国由于地域广大，加之古代交通不便，医生活动范围相对局限。难免造成门派林立，就有门派之争。然而，对于各家学说，有学者说：看到偏，我们学习的各家；看到不偏，我们才能看到古圣先贤的高度。研究各家、研究流派，不仅要看其不同，更要寻找其相同点。专心临床，屏去俗事，潜心于其中数年或数十年之后，发现看似矛盾的观点就不再矛盾。《内经》言："谨守病机。"病机，就是牵一发而动全身的那个关键点。中医有"人活一口气"之说，其实，那个关键点就是带动恢复人体气机圆运动的原动力。只是不同医家身处的环境不同，接触的患者不同，而对这个原动力认识不一。如寒凉派认为在圆运动中，南方心火过极，阻碍了圆运动，通过寒凉泻火而恢复之。补土派的李东垣生活在战乱频繁的时代，接触到人们所患疾病多为饮食失节、劳役过度而致的内伤病，提出"内伤脾胃，百病由生"的观点，即认为脾胃是人体气机圆运动的枢纽，也就是疾病恢复的原动力。滋阴派、温阳派亦然，如果从各派医家所处环境、所接触的患者不同这个角度去看，他们的观点无疑是最实用的，如遇到同类的病证，按他们的思路无疑是有效的。按兵家求"势"的思想。在他们所处环境下，他们无疑是造了最好的"势"。正如《中国医学源流论》所言："人体有强弱老少，疾病有新久轻重，气候有寒暖燥湿，水土有刚柔缓急，此属于情形之变，则集药成方，因方配药，各随所宜，不可拘于一辙者也。"就如兵家应随不同情形而求不同之"势"，并因势利导，中医各家学说也验证了中医圆运动的存在，求势思想的正确性。

而且"兵无常势，水无常形"，必须因敌而变化，机械死板也是不可能创造出有利之"势"的。在谋略斗争中，智力低下的军人，多是由于思想僵化造成的心理定式，使自己连连失着。战争史上常有这样的现象，一些有战争经验的人，熟读兵书的人，往往容易按照一定的原则和一定的套路去认识情况，思索问题，研究对策，结果铸成大错。在这里，经验和兵书，常常限制了他们的思维之鹰在广阔的天地中飞翔，从而为对方施谋留下了可乘的心理空隙。这很有助于理解中医辨证论治的精神。故傅青主说："医犹兵也，古兵法阵图无一不当究，亦无不当变。运用之妙，存乎一心。妙于兵者，即妙于医矣。病千变，药亦千变。"岳美中老中医说："医学典籍不可不读，不读则无所比较遵循；亦不可死读，死读则刻舟求剑，守株待兔。"

兵医相通，求"势"创造战机与中医辨证抓住病机很相似。援兵入医，有助于理解中医的核心思想——辨证论治，整体观念。为什么中医不见病治病，而要搞辨证论治、整体观念这些东西，就是要更好地求"势"，然后因"势"利导。如岳美中老中医所说：什么是辨证论治？浅言之，"因势利导"而已。因势，概括辨证；利导，概括论治。比如中医说的太阳病，就是在患病初期，机体在大脑皮层的作用下，欲把病邪从上半身体表以发汗的形式排出体外，但每因自然疗能有限，竟至不得汗出，徒使浅在体表（肤表）的毛细血管或动脉充血，以致体温升高，郁于体表不得外散，而发作一系列特有症状——脉浮、头项强痛而恶寒，这就是太阳病的特征。凡病若现此证候，便命名为太阳病，也就是以周身千万个毛孔为主体的"表"系统。阳明病就是机体在大脑皮质主导作用下，把病邪驱集于肠胃之里，欲借排便机能将其驱逐于体外，因病邪与机体相互作用，而自然良能有限，反致大便秘结或滞下，乃发胃家实的阳明病，即以胃肠为主体的"里"系统。冬时天寒则人多尿，夏进天热则人多汗，此皆机体抗御外来刺激的妙机。疾病侵害人体，远非天时寒热的刺激所能比，而机体自有抗拒之道，又何待言？中医谓为正邪交争，意即指此。屡有未治即愈的病，乃是机体抗病斗争胜利的结果，不过由于自然良能有限，机体虽不断同疾病斗争而疾病竟不得解，于是机体与疾病交争的过程亦随时地反映出来。

中医所谓表证者，即机体欲借发汗的机能，自体表以解除疾病而未得解除的现象。在表者因势利导之，可事半功倍，<u>具体内容参看第一回</u>。中医所谓为里证者，即机体欲借排便或涌吐的机能，自消化管道以解除疾病而尚未得解除的现象。<u>可参看第三回。</u>中医所谓半表半里证者，即机体欲借诸脏器的协力作用，自呼吸、大小便、出汗等方式以解除疾病而尚未得解除的现象。

人体有其协调机制，药物只是顺应人体的"势"而为，不知求"势"，越过人体的调节机制去治病，这是西医的做法，其结果经常是病没治好，却把人体免疫力伤害了，一时或有缓解，却小病治成大病，一病治成多病。比如过去西医处理持续高热时使用冰袋降温法，常使病情复杂化，现在已很少用，因为它干扰了人体的正常反应，也不顾患者的自我感觉，而不利于病愈。

求势思想在中医治疗中的运用，在于中医认为天人合一的思维。前面章节中已介绍，中医认为人是大气生，人体与宇宙都有一个圆运动之势，求势就是顺其自然用巧力，恢复人体正常的圆运动，则可收四两拨千斤之效。如宋孝志老中医用栀豉汤治哮喘（病案见下篇"以弱胜强用火攻"章节），岳美中老中医用小柴胡汤治昏厥[①]，焦树德老中医以倒经思想治疗严

[①] 子午时四肢软瘫症：岳美中老中医又曾治一季姓之10岁女孩。其父抱持而来，合眼哆口伏在肩上，四肢不自主地下垂软瘫，如无知觉之状。其父诉孩子之病已3天，每到上午午时和半夜子时上下即出现这种症状，呼之不应。但过1小时，即醒起如常人。延医诊视，不辨何病，未予针药。医者经深加思考，得出子时是一阳生之际，午时是一阴生之际，子午两时正阴阳交替之际，而该女孩在这两个时辰出现痴迷及四肢不收之病象，则治疗应于此着眼。但苦于无方剂，又辗转思维，想到小柴胡汤是调和阴阳之方剂，故投以二帖试治。不意其父隔日来告，服药2剂，已霍然如恒状。

重脑血管畸形病案（见下篇"以弱胜强用火攻"章节）等。都体现了将疾患置于天人合一的自然人体之大"势"圆运动之中，巧用借用自然之力，看似平淡，但疗效神奇。这与《孙子兵法》所说颇为类似。善于打仗的人，他取得胜利，既显不出智谋的名声，也看不出勇武功劳，因为他的取胜是无疑的，所以无疑，是由于他的胜利是建立在确有把握的基础上，他所战胜的敌人是已经处于失败地位的敌人。善于打仗的人，总是使自己立于不败之地，同时又不放过任何足以战胜敌人的机会，因此，打胜仗的军队，总是先创造取胜的条件，才同敌人作战；打败仗的军队，总是先同敌人作战，而后企求侥幸取胜。会用兵的人，善于从各方面修治"不可胜"之道，确保必胜之法度，所以他能掌握胜败的决定权。所以，为将之道，在善于求"势"。要求"势"，就必须从战略全局和动态的角度上来考虑问题。因为，局部是看不到大"势"的，故《孙子兵法》提出必须"庙算"和"知己知彼"。如果将帅不能求"势"，则主帅无能，累死三军。又如一位外国军事家所说："如果战略错了，那么，将军在战场上的指挥才能、士兵的勇敢、辉煌的胜利，都将失去它们的作用。"（马汉《海军的管理与战争》）。故清代名医费伯雄说："世间无神奇特效之法，只有平常之法，越是平常，越显神奇。"足见兵、医思想何其相似。

三、擒贼擒王——攻心为上，攻城为下

《孙子兵法》里说："是故百战百胜，非善之善者也，不战而屈人之兵，善之善者也。故善于兵者，屈人之兵而非战也，拔人之城而非攻也。"明确提出用兵的最高目标是不战而屈人之兵。为什么善之善者是不战而屈人之兵？因为正如克劳塞维斯《战争论》所说的，军事艺术是同活的对象和精神力量打交道，即战争的对象是人，决定战争胜负的主体是人。从一定意义上来说，战争这个事件是标，而参与战争的人才是本，是主体，所以，从标的问题上升到本来考虑，才是善之善者。毛泽东用"存地失人，人地皆失，存人失地，人地皆存"十六字方针进一步指出了战争的主体是人，而对于人的最高境界就是攻心。故《孙子兵法》里又说："三军可夺气，将

军可夺心。"《三国演义》中诸葛亮七擒孟获的故事把此思想进一步升华为"夫用兵之道，攻心为上，攻城为下，心战为上，兵战为下"。

楚、汉相争时期，楚霸王项羽"力拔山兮气盖世"，他率领的江东子弟兵堪称精锐之师。楚霸王一生大小七十余战，战战皆捷，然而垓下一役，韩信以"四面楚歌"之计，使项羽的江东子弟兵溃于一夕，落了个自刎乌江的下场。韩信及以后军事家为何不首先以武力一举歼灭敌人的有生力量，而却要实施瓦解敌军的攻心战术呢？原因主要有二：一是在对方处于被包围的危境之中，单纯采取军事打击，就会迫使对方困兽犹斗，"陷之死地而后生"，以致对方冲开包围圈。二是在冷兵器时代，军事打击只能是对面厮杀，只靠军事打击，即使在主动的情况下，自己也要付出很大代价。古人讲过："杀敌三千，自损八百；杀敌一万，自损三千。"虽然敌方的损失比我大，但我终究也付出了沉重代价。如果处于主动地位的一方能够刚柔并用，在强大的武力威慑下配之以瓦解敌军的攻心战，则可能避免或减少作战中的自我损耗，从而达到"兵不钝而利可全"的目的。三国时吕蒙在荆襄之役中采取的一系列瓦解敌军的手段，起到了军事打击所难以收到的效果，吕蒙此谋颇似韩信的"四面楚歌"之计，也可以说是它的翻新。吕蒙把关羽军中将士的亲属弄来喊话，处于困境中的关羽军中士卒听到喊声，一个个都逃之夭夭，最后，威震华夏的关云长反弄得和楚霸王一样，成了众叛亲离的孤家寡人，处境十分狼狈。在这一点上，关羽步了项羽的后尘。

用药如用兵，中医治病的思想正与此相似。中医认为疾病是人体功能失调而出现的状态，疾病是标，人体才是本，通过调整人体内部环境，使之恢复到阴阳平衡的状态，就可以使疾病消于无形，所以中医不是简单的见病治病，而是提倡辨证论治。正如前面所说的，中医的证可以理解为状态病，数百种常见方证就是几百种常见状态病，数以千万计的不同证候就是我们天天面对的千奇百怪的状态病。临床上有很多状态异常却始终找不到器官病变的情况，常被西医学所忽视，中医往往通过针对状态的调整，使许多西医难治和不治的器官病获得不可思议的疗效。所以，中医认为疾病是标、是枝叶。清代名医柯韵伯就强调，不要在诸病名目下寻枝叶。治病不能简单地见病治病。比如西医讲的是对抗疾病，是抗病毒、抗抑郁、抗癌……一个"抗"字是西医思维的全部，用《孙子兵法》的话说叫"战而屈人之兵"。中医呢？恰恰相反，很多时候用的是个"解"字，如解毒、解郁等，一个"解"字也可以说是中医思维的全部，用《孙子兵法》的话说叫"不战而屈人之兵"。

下面我们看一个例子，体会一下中医攻心为上、攻城为下的治疗思想吧。如把一个复杂的疾病比喻为一个个"城池堡垒"，中医在处理方法上不是一个一个去攻破，而是认为这些"堡垒"是基于人体的内乱而产生结果，中医抓住人体这个因，采用攻心的方法，通过调整内体平衡来达到"堡垒"不攻自破的目的。比如神经官能症这类疾病，患者症状比较多，而且变幻不定，往往在每个就诊医生那里开处方效果都比较好，然后继续服用不但没有进步，甚至出现倒退的现象，虽然对患者生命没有什么威胁，但患者自己感觉是非常的痛苦，严重影响生存质量，如针对每个纷繁复杂的症状一个个去处理，治疗起来难度很大，甚至具有戏医的特点，所以神经官能症是让人非常痛苦又非常难治一个病。但是贾海忠教授根据清代名医王清任《医林改错》中血府逐瘀汤一方治愈多种疾病的记载，以此方活血、解郁，调畅气机，实行"攻心"的策略，最终达到良好的效果。

为什么血府逐瘀汤是治疗神经官能症、抑郁症这些神经症最基本、最有效的、使用频率最高的一个方子？在研究《医林改错》的时候就发现这张方子是调节自主神经功能紊乱的一个方子。为什么这么讲呢？血府逐瘀汤在《医林改错》里面列了以下这么多的病症，我们来一个一个回顾。

一个是头痛，各种各样的头痛。如果这个头痛没有表证，没有里证，没有气虚，没有痰饮，忽犯忽好，百方不效（这就说明这种头痛具有明显的戏医特点），用此方一剂而愈。这证明它是一个神经功能紊乱引起的，而且疗效神奇。

再一个就是胸痛，胸痛也有好多方子，王清任说有忽然胸痛，其他方子皆不应，用此方一服即止。这个胸痛还不好说是什么胸痛。结合其他适应证，神经性胸痛可能性最大。你看适应证还有胸不任物，什么意思呢？就是胸部不能盖东西，压一点东西就睡不着。他举了一个例子，说江西巡抚，是一个74岁的人，夜间睡觉的时候露着胸能睡，盖上一层布都不能睡，说病了 7 年了，然后用此方五服痊愈，这是个什么病？是个神经功能紊乱，对不对？不可能是其他什么病。连一层布都不能盖你说是什么病？适应证还有就是胸任重物，说一个女的，22 岁，夜间睡觉的时候必须让她的侍女坐在她胸部才能睡，2 年了，也是用这个方子，三服药就好了。那么这个胸不任物、胸任重物都能治，显然是神经功能紊乱，它可以表现成任何一种形式，用血府逐瘀汤能治好，而且效果还很好，这些都是顽固性疾病。

还有就是天亮出汗，说醒后出汗名曰自汗，因出汗而醒名曰盗汗，治疗用补气、固表、滋阴、降火服之不效而反加重，却不知血瘀亦令人自汗、盗汗。用血府逐瘀汤一两剂汗已。他意思是出汗实际上就是一个自主神经功能紊乱，无论你是自汗还是盗汗，尤其是盗汗，更是这样，均属于神经功能紊乱。

还有一个就是食自胸右下，就是吃东西时食物一进咽部就觉得从胸的右边往下咽，而不是从正中这样往下下，那么这种情况也是一种神经功能紊乱的表现。说此方可效，痊愈难，这还是属一个神经精神的问题。

还有一个叫心里热，也叫灯笼病，身外凉，心里热，内有血瘀，如果按虚热治，就愈补愈瘀，如果认为是实火，就愈凉愈凝，使血瘀更加严重，所以用这个汤三两服就可以了。那外边凉、里面热，心里觉得热，身上觉得凉，也是一个自主神经功能紊乱。

还有一个是瞀闷，小事不能展开，就是心眼小，什么事想都想不开，想不开更是神经功能紊乱了，用血府逐瘀汤三服就好了。

还有急躁，这更是神经的问题，还有夜睡梦多，依然是神经功能紊乱。

还有呃逆，他说你用了那么多治呃逆的药，什么都无效的话，速用此方，不论轻重，一剂即效。这个呃逆还是一个神经性功能紊乱。

再一个就是饮水即呛，会咽有血滞，用此方即效。饮水即呛，脑梗的时候可以呛，神经功能紊乱的时候还是可以呛，所以还是一个神经系统的问题。

再有一个就是不眠，睡不着觉，夜不能睡，用养血安神药治之不效，此方若神。

还有小儿夜啼，小孩一到夜间就哭，用此方一两副痊愈。小孩哭也没有别的病，还是个神经的问题。

还有就是心跳心慌，用归脾汤等方不效，用此方百发百中。实际上这些人没有什么疾病，就是老觉得心慌、睡不着觉。

还有就是夜不安，就是夜里烦躁，重者满床乱滚，一夜没有安静的时候，坐下起来，起来坐下，实际上也是神经功能紊乱。

还有一个适应证，俗言肝气病，就是没有什么原因就是爱生气，也是神经功能紊乱，用此方应手而效。

还有就是干呕、恶心，用此方呕立止，这是神经性恶心。

还有晚发一阵热，就是每天傍晚的时候觉得皮肤热一阵，这还是一个自主神经功能紊乱啊，重者两服即愈。

中医认为以上诸症皆因人体状态失衡所致，就如醉酒后人体失态各有不同：有醉后妄言妄动、醒后全然不知者，有虽沉醉而神思终不乱者、醉后应面赤而反刮白者、应痿弱而反刚强者、应壮热而反恶寒战栗者，有易醉而易醒者，有难醉而难醒者，有发呵欠及嚏喷者，有头眩眼花及头痛者。考其情状，各自不同，至论醉酒一也，及醒一时诸态如失。

中医认为病由心生，七情皆能致病，虽然不是器质性的病变，但心理思维性的蝴蝶效应，有时却能引起器质性的病变，或者说是比器质性的病变造成的损害还要大。

为何说由心生的病能引起器质性的病呢？中医强调联系的整体观。中医认为，人是一个完整的有机整体，但人也不是孤立的存在体，人与自然社会息息相关，自然与社会的变化会影响到人，使人体产生疾病。健康是机体处于一个动态的平衡状态，少许的偏颇在机体中就会放大，形成了表现于外的疾病，一处的病变可以累及其他部位，形成另一处的病变，而治疗目标就是使机体恢复到正常的平衡状态，减少蝴蝶效应的发生。所以说，中医治人不治病，或者说中医提倡上工治未病。比如大家熟知的扁鹊三兄弟的故事。魏文王问名医扁鹊说："你们家兄弟三人，都精于医术，到底哪一位医术最好呢？"扁鹊回答说："大哥最好，二哥次之，我最差。"文王再问："那为什么你最出名呢？"扁鹊答说："我大哥治病，是治病于病情发作之前。由于一般人不知道他事先能铲除病因，所以他的名气无法传出去，只有我们家里的人才知道。我二哥治病，是治病于病情刚刚发作之时，一般人以为他只能治轻微的小病，所以他只在我们的村子里才小有名气。而我扁鹊治病，是治病于病情严重之时，一般人看见的都是我在经脉上穿针来放血、在皮肤上敷药等大手术，所以他们以为我的医术最高明，因此名气响遍全国。"

魔由心生，妖由人兴。心中之魔不除，就如蝴蝶效应一样，最终可能会导致龙卷风。元代医家罗天益说："心乱则百病生，心静则百病息。"清代医家程文囿说："古之神圣之医能疗人之心，预使不至于有疾。今之医者，唯知疗人之疾而不知疗人之心，是犹舍本求末，不澄其源而塞其流。"

故《素问·上古天真论》说："上古之人，其知道者，法于阴阳，和于术数，食饮有节，起居有常，不妄作劳，故能形与神俱，而尽终其天年，度百岁乃去。"就是引导人们要攻心、内求，顺应自然就能达到正气存内，邪不可干，疾消无形，尽终其天年。"是故圣人不治已病治未病，不治已乱治未乱，此之谓也。"清代名医吴鞠通说："治内伤如相，坐镇从容，神机默运，无功可言，无德可见，而人登寿域。"

综上所述，攻心为上、攻城为下的思想可以说是贯穿于中医治疗的始终。

第一回
围师必有阙——
祛邪宜使有出路

　　"围师必阙"是古人用兵的一个重要谋略，就是说，在攻坚战中，不对敌人实行四面包围，先故意留下一个缺口，使敌人抱侥幸逃脱、不战而求生的幻想，这样就可以把自己的损失减到最小。要不然就会迫使敌人决一死战，这样，即使能取胜，也要付出大代价。为兵家所不取。

　　《三国演义》第二回刘备随朱隽"围剿"黄巾军的一段故事，就是围师必阙之一例。书中这样写道：时贼据宛城，隽引兵攻之，赵弘遣韩忠出战。隽遣玄德、关、张攻城西南角。韩忠尽率精锐之众，来西南角抵敌。朱隽自纵铁骑二千，径取东北角。贼恐失城，急弃西南而回。玄德从背后掩杀，贼众大败，奔入宛城。朱隽分兵四面围定，城中断粮。韩忠使人出城投降，隽不许。玄德曰："昔高祖之得天下，盖为能招降纳顺，公何拒韩忠耶？"隽曰："彼一时，此一时也。昔秦、项之际，天下大乱，民无定主，故招降赏附，以劝来耳。今海内一统，唯黄巾造反；若容其降，无以劝善。使贼得利，恣意劫掠，失利便投降，此长寇之志，非良策也。"玄德曰："不容寇降是矣。今四面围如铁桶，贼乞降不得，必然死战。万人一心，尚不可当，况城中有数万死命之人乎？不若撤去东南，独攻西北，贼必弃城而走，无心恋战，可即擒也。"隽然之，随撤东南二面军马，一齐攻打西北。韩忠果引军弃城而奔。携与玄德、关、张率三军掩杀，射死韩忠，余皆四散奔走。

以上是一份形象生动的围师必阙的材料。用兵之法就是用药之法，在中医叫作给邪以出路的方法。在辨证用药的同时，注意因势利导，或发汗，或通下，往往可以收到事半功倍的效果。清代医家周学海《读医随笔·用药须使邪有出路》里说："凡治病，总宜使邪有出路。"机体受到病邪的侵袭，脏腑、气血津液的正常活动受到影响，阴阳失平衡，从而产生种种疾病，故必须祛邪外出。欲祛邪，必使其有逐出之路。如湿热下利，不可因其泄泻而用止下之法，以免闭门留寇，邪存体内而更伤正气；当以通为主，使邪从大便而去。又如湿热下注膀胱引起的尿频、尿急、尿痛，治以清利小便为主，使湿热从小便而去。致病之邪有在上、在下、在表、在里的不同，治疗时应根据其所在部位的不同，因其势而引导之，通过最近、最方便的途径，使之排出体外。如病在表者，可汗而发之；病位高者，可因而越之；病在下者，可引而竭之。

下面是著名中医赵绍琴教授的一个病例，按用药如用兵的思维来看，就是一个典型的围师必阙的例子。

钟某，男性，2岁半。初诊：阵阵呛咳，喉间痰鸣，夜间为甚，病由感冒而起，历经半年未愈，迭服中西药物，疗效欠佳。西药抗生素、镇咳剂，中药小儿清肺、蛇胆川贝、止咳枇杷等，服之甚多，又曾服中药汤剂益气健脾等。近日咳嗽增重，纳食减少，面色暗滞，指纹色红，脉象滑数。此肺家郁热，因服寒凉被遏，致肺失宣降，上逆为咳。先用宣肃化痰方法，肺气宣，郁热散，其咳自止。苏叶子各6g，前胡6g，白前6g，浙贝母10g，杏仁10g，枇杷叶6g，茅苇根各10g，五剂。上药服至三剂，咳嗽全止，喉间已无痰声。继用前方，加焦三仙各10g，以和胃气。又服五剂，纳食大增而瘥。

［按语］小儿感冒咳嗽，本可一药而愈，奈何迁延半年之久，大概皆惑于炎症之说，而频用寒凉之剂，或滥用西药抗生素。或家长不知，听任患

儿恣食冷饮，致肺中郁热被遏，不得宣散，故久咳不已。《内经》云：形寒饮冷则伤肺。咳嗽一症，肺之疾也。患咳者，勿令受寒冷刺激，勿恣食冷饮食物，勿服寒凉之药。治咳之要，以宣散为主，故曰宣肺止咳。此治感邪咳嗽之法，内伤虚咳不在其例。

这个病例是大家所熟知的小儿咳嗽，其所揭示的道理很有代表性。在临床中，经常遇到此类情况。家人总是说："我们一发现咳嗽就上医院了，而且已经打了好多天的点滴了，最好的抗生素也用了，怎么不好呢？是不是'炎症'太重了。"在他们的眼里，早用、重用"消炎药"是十分正确的。但从中医的角度来看，正是早用、过用凉药导致了疾病的缠绵不愈。这是为什么呢？

中医认为人体的肺就如一间屋子的两扇窗子，开合正常，屋子里形成对流，有了自然风，屋子里就如一个生态和谐的自然环境，这就是正常的生理状态。由于各种原因，导致这两扇窗子不能开启或者开启不自如，屋子里就形成了一个闷热的环境，当屋子里的热达到一定程度时，热气就自然地撞击肺这两扇窗子以望开启，肺如钟，撞之则鸣，这就是咳嗽。此时正确的方法，只要因势利导开启窗子形成对流，就能改善屋子的闷热状态，这就是中医宣肺，给邪以出路的方法，笔者称之为开窗对流法；这时如不开窗，为了使屋子里迅速降温，如用电扇吹或放置冰块，虽然屋子里暂时凉快了，但中医理论认为，肺这扇窗子很娇嫩，如早用或过用寒凉、收敛的药物，就会使其开启功能受到影响或暂时失去功能。待风扇一停或冰块一化，屋子里又闷热了，所以咳嗽长期缠绵难愈，这就是大家所熟知的"闭门留寇"的道理，故中医有"见咳休治咳"之说。

在此，大家很有必要了解一下中医与此有关的一个很重要的内容，即"卫气营血辨证"理论。该理论是清代名医叶天士提出来的，简单说，就是在温病治疗过程中，要分卫、气、营、血四个阶段。"大凡看法，卫之后方言气，营之后方言血。在卫汗之可也，到气才可清气……"叶天士告诫说：如果"前后不循缓急之法，虑其动手便错，反致慌张矣"。这里所说的"到气才可清气"寓意深刻，言外之意，不到气分，邪在肺卫，或刚有入里之兆，或气分之证虽起而卫分之证未罢，均不可率投大剂清凉之品。这是因为，过度寒凉，阻遏邪气，反使表邪不解。因此，必待肺卫之证已罢，才可清气。中医所说的气分证一般以大热、大汗、大渴、脉洪大为特征。在中医理论看，此类咳嗽属于上焦肺卫症状，在此阶段，不能早用、过用寒凉。西医在此阶段抗菌消炎，按其理论也无可厚非，但从中医角度来看，过度应用可能就牵强一点。抗生素按中药寒热温凉属性来区分，即"西药中药化"来看，大致相当于中医的气分寒凉药，按卫气营血辨证理论来说，则是不那么主张应用的，但人们并不认为是错误。

如果按"开窗对流"的道理，那该怎么样用药，如何体现开窗对流的思想呢？叶天士在《临证指南医案》中说："肺位最高，主气……其脏体恶寒恶热，宣辛则通，微苦则降。若药气味重浊，直入中下，非宣肺方法矣。"后来，清代名医吴鞠通总结为"治上焦如羽，非轻不举"。也就是说，辛味的药有宣肺开窗的作用，且用药要轻，轻轻开窗即可，也不能大开窗。在此思想的指导下，笔者的老师常以银翘散加减为主方，此方中用少量的荆芥穗、淡豆豉开皮毛逐邪，即开开窗；再加用白芷、苏叶、威灵仙、辛夷花、杏仁、蝉蜕等加宣风通气的作用，但都以小量。用银花、连翘等清热透表之品清宣肺热。本方用量不可过重，不可过煎，且要频服，两三个小时左右即服一次，达到微微出汗，即叶天士所说的"汗之可也"。运用得当，不止小儿咳嗽，成人咳嗽也如此。

如上比喻，肺气持续不宣通，屋子里的热持续升高，即是西医之肺炎，如开窗对流法用之得当，疾病就很少发展至肺炎、高热阶段。赵老的《赵绍琴温病讲座》中有许多例子。兹引赵老一段回忆："就是三十啊，就是今年的（大年）三十，我看到了一个中医的医院，很大的医院，发烧四十二度，二十天啊，没退。结果讨论之后，很多西医大夫提出我的名字，让我来瞧。结果我去一看，完全是凉药，中国的（中）药，吃的安宫牛黄丸啊，西药是各种抗生素。最有意思的是，这位外科专家提出我的名字，让我去。我用（的方法）很简单，就是用疏卫，一毛六攒出来的方子，（吃了）两服，（体温）三十七度五了，后来又吃了几服就好了。这个人就住这大医院里都花了几万块钱了，所以你看看中国医学多么高明。什么呢？就是病在卫分，他治的时候，上来就是安宫牛黄下去了，那边什么高级抗生素，白霉素、红霉素，什么先锋（霉素），都是贵药。这个患者，这个病家家属一天租一个车在门口，就为接大夫、请大夫买药，花了一万多块钱了。后来（我说）我这个很简单，你瞧我这个药才不值钱呢，一毛六。他们说得好，豆豉、山栀、前胡、杏仁，他们说，别人一瞧见我这药，就（心里说）糟了。他们说，你这个管事吗？他就不懂得治错了，治到营分去了，治到血分去了，它就在卫分这儿，他就瞧不着。这种病例太多了，像在阜外医院，我看到了，心脏起搏器安上（之后），（发烧）四十度，一个月啊，花了外汇两万一千六百块，外汇啊，买的美国最新的抗生素，这是八〇年？是八一年，后来吕炳奎吕老后来非请我去，结果我就是，一毛五（的药），吃了两服，（体温）三十七度八了。后来我没去，今儿个我有课，我说再吃两服，（把）烧退净了吧，吃了那么些个药也好不了，您这是怎么治的？非让我讲。我心说，这很简单，三句话：病在卫分，你治的是营分，错了是不是？那么这些个道理我们都要懂，滋之不行，补之不行，单纯清之也不行，必须宣郁清热，达到郁开热清就好，就是郁开。它是盖着呢，你光怕这点热出来，你盖死了它了，不行了。你一打盖儿，一放这气，就跟这水（蒸）包子似的，包子（蒸）得了，你给屉一掀，就好了。就这么，很简单啊。你非不掀这屉，你灭了火也不行啊。这热气还嘘着呢，还不行呢。"

赵老还有很多治高热的病例，有兴趣的可以去看一看。赵老说："我们中医治什么病好？治温热病，治热性病，目前啊像风温啊，从现代医学说吧，像上呼吸道感染啊，气管炎啊，支气管炎啊，肺炎、流行性脑脊髓炎、扁桃腺炎、腮腺炎、大头瘟、颜面丹毒……咱们中医特别有效，比西医水平高多了，是不是？所以我们有时候自个儿要爱惜我们的温病学。"

许多高热的患者经赵老用开窗对流的方法治疗，很快治愈。所以，开窗对流法也同样适用于高热（西医称肺炎）的治疗。

中医认为寒能闭肺气，所以需要佐以温通之药，甚至多用温通之药（寒邪重时）才能启肺气开窗，给邪以出路，反对一味寒凉，致使"闭门留寇"。

对于高热的治疗，周凤梧老中医曾强调：西医用冰囊冰敷降温这一招，在中医看来更不对头，因为这可使热无出路，迫邪内陷，造恶化之局，但好多人想不通。所以，更不用说在发热时用温热之药了。现在说起发热，特别是小儿发热，有的高热兼喘，一方面大多数人们囿于"炎症"之说，认为中医是"慢郎中"，当然不是首选，到医院挂吊瓶才是正道，于是在人满为患的儿科，经常可以看到剃光头发扎头皮静脉的可怜小儿们和心碎的父母们。但大众惯性思维使然，中医的思维很难被理解。

用兵之法就是用药之法，在中医叫"给邪以出路"的方法。中医治疗咳嗽的方法就是"开窗散热"和"围师必阙"的方法，我称之为"开窗对流法"。此法运用得当，往往可以收到事半功倍的效果。

邓铁涛教授曾指出，西药用于老年人的肺炎，疗效往往不理想，原因在于年老体弱。小孩发热，屡用抗生素，热虽退了，但身体却一次比一次虚弱，原因就在于没有很好地运用围师必阙的方法，而用抗生素四面围剿，细菌、病毒没有出路，只有拼死抵抗，即使最终胜了，这种以"杀敌三千，自损八百"的方式，却付出了很大的代价，耗损了自身的正气。以兵家观点来看，虽胜犹败。

中医有首方子叫麻黄汤，方中以麻黄为主药，发散外感寒邪，凡是符合中医所说的伤寒表实证，都能达到汗出退热的效果，就很符合围师必阙的思想。然而患者及一些医家也认为麻黄汤里的麻黄、桂枝性热，与现今流行的"消炎"退热的说法大相径庭，即使医生辨证准确，用药无误，病家也不一定能认可。下面这个云南中医学院首任院长吴佩衡先生的病案就很有代表性。这是《吴佩衡医案》中第一个病案，太阳伤寒表实证。

王某，男，42岁，某厂干部。患者于昨夜发热，体温38.9℃，今晨来诊仍发热、头痛，颈项强直，肢体酸楚而痛，流清涕，心烦欲呕，食减而不渴，脉浮紧，舌苔薄白。此系风寒伤及太阳肤表所致。《内经》云："其在皮者，汗而发之。"照仲景法，当以辛温发散以解表邪，拟麻黄汤加味主之。麻黄6g，桂枝10g，杏仁10g，法半夏6g，防风6g，甘草6g，生姜3片。嘱温服而卧，取汗自愈。

殊料病者家属畏忌麻黄一药之温，恐燥热伤津，自行将药中麻黄减除，服一碗，未得汗。见其躁烦，热势反增，体温升至39.7℃。继服第二碗，则头痛如裂，身痛如被杖，恶寒较昨日更甚，疑为药不对症，邀余急往诊视。脉来浮紧急促，苔白腻，呼痛呻吟，虽言失治，幸喜表寒证型未变，释明其意，即嘱仍用原方，万不能再去麻黄。经照方服药二次后，温覆而卧，稍顷汗出热退，表邪解，遂得脉静身凉而愈。

按：世有畏麻、桂如蛇蝎者，以为其性温而易伤津化燥，不知表寒实证无麻黄之辛散，何以开发腠理，驱邪外出？无桂枝之温通，何以助阳温经而散寒？不畏邪之伤于人，而畏药性之辛温，实为姑息养奸之弊也。盖用药不在医家之喜恶，而在于审证之明确，有是证，用是药，用之得当则药到病除。用之不当，易变化莫测。阳热偏胜者，辛温固不宜用；营血不足、里虚内伤等证，亦不宜汗。倘确属寒邪束表之证，当用而不用，反以清凉苦寒抑其热，势必助邪伤正，表寒不解，热势更张，斯时宜以麻桂等剂因势利导，驱邪外出，切勿坐失良机而致表邪传里为患，此乃祛邪即所以扶正之法也。

清代名医郑钦安说："病之当服，附子、大黄、砒霜是至宝；病之不当服，（人）参、（黄）芪、鹿茸、枸杞皆是砒霜。"然而有的患者无视中医理论，固执地认为某药不能服，甚至要用化学分子式来证明，让人哭笑不得。

麻黄，被著名中医学家吴佩衡称为中药十大"主帅"之一。麻黄在治疗外感热病中曾广泛使用，如梁代陶弘景说："麻黄，疗伤寒、解肌第一药。"说明麻黄在伤寒治疗中的地位。明清时期的多数医生在治疗热病时弃用麻黄，不外乎认为麻黄性温，不适合温热病证之类。后世则不乏有先贤意识到麻黄在治疗外感热病中的特殊作用而发出感慨，如何廉臣说："惜世俗无普通医识，辄畏麻黄如虎，致良药见弃，良可慨焉！"何氏创立银翘麻黄汤，在银翘散中加入麻黄。然而现今各个版本的《中医内科学》中，大凡治疗感冒，都很少强调麻黄的作用。从治疗感冒的常见中成药的配方来看，不仅不用麻黄的主要成分，还加了不少的纯西药化学合成成分，让人疑惑到底是什么成分起作用了，其组成中的中药还有没有效果？因为所加像马来酸氯苯那敏、安乃近、对乙酰氨基酚的单一成分本身就可以作为一个药物了。在当今市场上，主流的抗感冒西药，不管是儿童用的，还是成人用的，都含有麻黄碱或者伪麻黄碱。不含有麻黄碱或伪麻黄碱的则不是主流，尤其是儿童用药。当外感病来袭时，麻黄（包括其生物碱）是人类的保护神，尤其是儿童（大多数情况）！

笔者治女儿八个月时高热达 40℃，辨证处以麻杏石甘汤为主的处方（生麻黄 10g），两剂（早晚各一剂）就热退。近来结合此思想用于鼻咽癌的治疗，按《通俗伤寒论》的用法——银翘麻黄法，将麻黄汤中的麻黄从 10g 逐渐加用至 25g 或 30g 左右，其中两例至今已有 3 年以上没有复发。

中国古代兵家都崇尚谋略，只要谋略正确，就会收事半功倍之效。中医用药也是这样，中医讲辨证论治，就是要如用兵一样，充分体现谋略，体现辨证组方的巨大作用，而不是仅仅依赖于某个特效药。赵绍琴教授说："世界上，医学理论里，没有一个什么特效药。"清代名医费伯雄也说："世间无神奇特效之法，只有平常之法，越是平常，越显神奇。"只要谋略正确，就可决胜于千里之外。所以，中医认为，治疗感冒发热的策略就是治疗癌症等疑难疾病的策略，因为，在它们的治疗中，起决定作用的永远是正确的策略。

第二回

智胜追曹军——因势用药为上工

《三国演义》第十八回中，有一段贾诩智胜追曹军的故事，就饱含着军事辩证法的哲理。在安众一带，曹操用计谋打败了张（绣）、刘（表）联军。就在这时，忽报袁绍欲兴兵许都，曹操大惊，匆忙撤军，返回许都。书中写道：操得书心慌，即日回兵。细作报知张绣，绣欲追之。贾诩曰："不可追也，追之必败。"刘表曰："今日不追，坐失机会矣。"力劝绣引军万余同往追之。约行十余里，赶上曹军后队。曹军奋力接战，绣、表两军大败而还。绣谓诩曰："不用公言，果有此败。"诩曰："今可整兵再往追之。"绣与表俱曰："今已败，奈何复追？"诩曰："今番追去，必获大胜；如其不然，请斩吾首。"绣信之。刘表疑虑，不肯同往。绣乃自引一军往追。操兵果然大败，军马辎重，连路散弃而走。刘表问贾诩曰："前以精兵追退兵，而公曰必败；后以败卒击胜兵，而公曰必克；究竟悉如公言。何其事不同而皆验也？愿公明教我。"诩曰："此易知耳。将军虽善用兵，非曹操敌手。操军虽败，必有劲将为后殿，以防追兵；我兵虽锐，不能敌之也；故知必败。夫操之急于退兵者，必因许都有事；既破我追军之后，必轻车速回，不复为备；我乘其不备而更追之；故能胜也。"刘表、张绣俱服其高见。

下面我们来看《北史·姚僧垣传》记载的一个医案。梁武帝尝因发热服大黄，僧垣曰："大黄快药，至尊年高，不宜轻用。"帝弗从，遂至危笃……梁元帝尝有心腹病，诸医皆请用平药，僧垣曰："脉洪实，宜用大黄。"元帝从之，进汤讫，果下宿食，因而疾愈。

梁武帝病发热，自以为须服大黄，姚僧垣以为不宜，武帝不听而致病笃；元帝有心腹病，他医请用平药，姚僧垣据脉象认为宜用大黄，元帝从之而疾愈。同服一物，一愈一危，同样饱含着中医辩证法的哲理。

战场上的情况瞬息万变，此一时为是，彼一时为非，一切矛盾都随时间条件而变化。用药如用兵，中医就叫辨证论治。朱良春老中医在治疗风湿病时指出：临床上，在辨证无误的情况下，用药后可出现三种治疗反应，一是药后证减，二是药后平平，三是药后证剧。对于第一种情况，守方较易；对于第二种则守方较难，往往求效心切而改弦易辙；对于第三种情况则守方更难，往往遇此迷茫不解，杂药乱投。对药后证减者，不能简单地守方续进，而要根据某些症状的消退及主要病理变化的突出，进行个别药物的调整或次要药物的取舍，但基本方药不应有大的变化。对于药后平平者，多是证重药轻而致，虽守原方，然须重其制而用之（或加重主药用量，或再增主病药物），集中优势以攻顽克坚。药后证剧者，乃药力生效，外邪欲透之故，可守方续进，以待佳效。大量临床事实可证明此论（痹证专辑），对于药后证剧（就如第一次追击的失败），却蕴含着第二次追击胜利的因素，同样具有辩证法思想。

中医许多治法无处不充满着贾诩在追击中的辩证法。如中医伤寒和温病的治疗理论认为：伤寒热邪在里，劫烁津液，下之宜猛；伤寒大便溏，为邪已尽，不可再下。湿热温病，大便溏为邪未尽，必大便硬，乃为无湿，始不可再攻也。同样的大便溏，病因不同，治疗也不同，充满了辨证思维。

再如，《伤寒论》为中医的辨证论治思维奠定了基础。岳美中老中医说：《伤寒论》在辨证论治上，既掌握了客观存在的空间，又抓住了发展变化的时间，从哪里见得呢？比如一个太阳中风的病证，有一个针对性强的桂枝汤，不就可以解决得很好吗？为什么他又在桂枝汤的基础上，于后面拟出十几个方剂呢？宇宙间没有不变的事物，没有不发展的疾病，况且外感热性病属炎上的火，而中风证又体质素弱，抗病力不足，更容易起变化，不抓住它在时间上的运动，只静止孤立地掌握它在空间上的客观存在，会随时碰壁，捉襟见肘，穷于应付。仲景以高度的智慧，敏捷的手腕，抓住了疾病运动的时间，随病机以赴，毫不失时地加以分析问题，自使病无所遁，方无虚发。岳老的这段解说很形象地说明，《伤寒论》许多地方也充满着贾诩在追击曹军中的辩证法。

又如山西四大名医之一的李翰卿老中医对《伤寒论》303条"少阴病，得之二三日以上，心中烦，不得卧，黄连阿胶汤主之"有一段体会。李老说：二三日以上，这是从时间上让人辨别是否阴虚有热的一种方法。过去我对这名句话是不太注意的，往往一见心烦不卧就用此方，服过后效果不够满意。有一次我自己患本病很重，自己不能处方，中西药用了好多，效果均不太好。最后，一个朋友坚持主张服用此方，数剂后，疾病完全告愈。过了1年，又患此证，开始即服此药，2剂毫不见效。我的体质本来较弱，年龄75岁，从来不能服泻药，当时脉证如前，所不同者，自己不能考虑。因病难以忍受，放胆服增液承气，一剂其证霍然而愈。因此认为仲景"以上"二字是防止有虚中夹实之证存在，也从此更认识到辨证和实践的重要性。

李老此段认识更证实了岳美中老中医所说的，《伤寒论》在辨证论治上，既掌握了客观存在的空间，又抓住了发展变化的时间，更印证了中医许多地方充满着类似贾诩在追击中运用的辩证法思想。

官渡之战在历史上是一次很有名的战役，而乌巢劫粮又被历代兵家认为是官渡战役转化的枢纽。《三国演义》对乌巢劫粮进行了精彩的描写。在曹操军粮告竭的节骨眼上，袁绍手下的重要谋士许攸弃袁投曹。他向曹操献计说："袁绍军粮辎重，尽积乌巢，今拨淳于琼守把，琼嗜酒无备；公可选精兵，诈称袁将蒋奇领兵到彼护粮，乘间烧其粮草辎重，则绍军不三日将自乱矣。"精明的曹操在做了周密安排后，亲率精兵，果然大破乌巢守军。霎时间，"火焰四起，烟迷太空"，袁军的全部粮草被"尽行烧绝"。曹操乌巢劫粮成功，消息传到前线，袁军顿时人心浮动，上下慌乱，内部四分五裂，战役从此发生了根本性的转变，曹胜袁败已成为定局。

扬汤止沸，事倍功半；釜底抽薪，事半功倍。曹操赢得官渡之战的一个重要原因就在于此。粮草，在古代战争中，是军队的命脉，兵法云：兵马未动，粮草先行。《孙子兵法》中多次强调了粮草的重要性。

中医认为六腑以通为用，以通为补，在危重病、疑难病的治疗中，以通腑为主的釜底抽薪法，能起到官渡之战中乌巢劫粮一样的效果。在中医说的阳明腑实证中，大便正是邪气的粮草，许多患者大便六七天不解，细菌以此不断吸收里面的"毒"，邪气的力量得以不断壮大。一般的清热解毒，只能扬汤止沸，唯有通腑法一途，给它来一次"乌巢劫粮"，釜底抽薪，一举锁定胜局。

如 2007 年，笔者曾治一患者吴某，71 岁，中风。患者有一个习惯，常常一周左右才解一次大便，常在笔者处治疗，以大柴胡汤合桂枝茯苓丸加减。大黄逐渐加量至每剂 30g，患者大便才接近正常。突然有一次发高热，住院治疗，大便十六天不解，患者说胡话，发热持续不退，病危出院，回家准备后事，家属想服中药以尽人事。考虑患者平常的大便，在原方基础上，生大黄加至每剂 60g 之多，患者服后大便通，发热渐退，逐渐康复。后来几年内偶有不适，以原方加减化裁，至 2015 年去世。

通腑法中以中药大黄为主，根据中医"六腑以通为用，以通为补"的观点，大黄可以说是"天下第一补药"。张子和在《儒门事亲》中说：《内经》一书，唯以气血通流为贵。世俗庸工，唯以闭塞为贵。又只知下之为泻，又岂知《内经》之所谓下者，乃所谓补也……不补之中，有真补者存焉。据报道，牧驼人一般常年生活在外，蔬菜供给少，生活条件差，医疗条件更差，被认为是在劣质条件下生活的人。可他们却体格健壮，很少生病，寿命也比同龄人长，他们的经验之一便是经常喝一些大黄水。

中医有"以通为补"的理论，但在抗衰老研究中用到者并不多。近年来多以补虚延寿者居多，在众多的抗衰老药品中，也以滋补药物占大多数。古人云：气血流畅，百病不生；气血呆滞，百病丛生。户枢不蠹，流水不腐。人体脏腑的机能活动，每时每刻都进行着新陈代谢，新陈代谢是生命活动的基本形式，故人寿命之长短与此关系重大。人体代谢的废弃物，越老越易沉积，这种丧失利用价值的物质，恰恰变成了衰老之基。大黄推陈致新，调和五脏，使脏腑升降出入的机能保持正常，如同户枢不蠹、流水不腐一样，使人体生命富有活力而不衰，可达延年益寿之目的。

说到中医以通为补，不得不说一下中医界有一句流传甚广的话："人参杀人无过，大黄救人无功。"意思是说，人参是贵重的补药，即便是错服致命了，世人也认为它是无罪的；而大黄是便宜的泻药，即便是救人一命，世人也认为它是没有功劳的。这句俗语以人参、大黄为例，强调用药必须对症，批判了单凭价格的贵贱盲目用药的观点。"人参杀人无罪，大黄救人无功"，也指出了世人喜进温补而忌攻下的用药心理。随着人们保健意识的增强，滋补之风渐渐盛行，人参、冬虫夏草、鹿茸、阿胶等中药材被不少商家大肆宣传所谓的养生保健功效，似乎把进补与养生画上了等号。所以，价比黄金的"冬虫夏草"，也有大把人趋之若鹜，正是此种心理作怪。他们认为价昂便是最好的药，正如电影《大腕》里葛优的台词所说："什么是成功人士你知道吗？成功人士就是买什么东西都买最贵的，不买最好的。"他们不知中医"药无贵贱，能治病的就是好药"的道理。对此，清代医家徐灵胎在《人参论》一文中说："天下之害人者，杀其身，未必破其家。破其家，未必杀其身。先破人之家，而后杀其身者，人参也。"盖愚人之心，皆以价贵为良药，价贱为劣药，而常人之情，无不好补而恶攻，故服参而死，即使明知其误，却以为服人参而死，则医者之力既竭，而人子之心亦尽，此命数使然，可以无恨矣。若服攻削之药而死，即使用药不误，病实难治，而医者之罪，已不可胜数矣。故人参者，乃医家邀功避罪之圣药也。病家如此，医家如此，害人无穷也。

徐灵胎在《洄溪医案》中还记载了几个相关医案，在此录之以飨读者。

外感停食案

淮安大商杨秀伦，年七十四，外感停食。医者以年高素封，非补不纳。遂致闻饭气则呕，见人饭食辄吼曰：此等臭物，亏汝等如何吃下？不食不寝者匝月，唯以参汤续命而已。慕名来聘，余诊之曰：此病可治，但我所立方必不服，不服则必死。若徇君等意以立方，亦死，不如竟不立也。群问：当用何药？余曰：非生大黄不可。众果大骇，有一人曰：姑俟先生定方再商。其意盖谓千里而至，不可不周全情面，俟药成而私弃之可也。余觉其意，煎成，亲至病人所强服，旁人皆惶恐无措，止服其半，是夜即气平得寝，并不泻。明日全服一剂，下宿垢少许，身益和。第三日侵晨，余卧书室中未起，闻外哗传云：老太爷在堂中扫地。余披衣起询，告者曰：老太爷久卧思起，欲亲来谢先生。出堂中，因果壳盈积，乃自用帚掠开，以便步履。旋入余卧所，久谈。早膳至，病者观食，自向碗内撮数粒嚼之，且曰：何以不臭？从此饮食渐进，精神如旧，群以为奇。余曰：伤食恶食，人所共知，去宿食则食自进，老少同法。今之医者，以老人停食不可消，止宜补中气，以待其自消，此等乱道，世反奉为金针，误人不知其几也。

另一案中风案

徐灵胎加生大黄，为末，假称他药纳之，恐旁人之疑骇也。

另一案痰案

患者体虚而兼瘀怒，痰火内结，而医者以为纯虚之证，唯事峻补，每日用人参三钱，痰火愈结，身强如尸，举家以为万无生理。余（徐灵胎）入视时，俱环而泣。余诊毕，又按其体，遍身皆生痰核，大小以千计，余不觉大笑，泣者尽骇。其父曰：如果能起，现今吃人参费千金矣，当更以千金为寿。徐灵胎则立清火安神极平淡之方，佐以末药一服，患者报之，三日而能言，五日而能坐，一月而行动如常。当谈到药钱时，徐氏戏曰：增病之药值千金，去病之药自宜倍之。病家有惊惶色，徐氏曰：无恐，不讨八文钱，萝卜子为末耳。

中国服补之风可谓源远流长，受古代帝王追寻长生不老药等传说的影响，秦皇、汉武乃至许多博学者宿都深信不疑，痴迷终生，就更不用说"芸芸众生"了。人参是贵重药的代表，古代的权贵们认为只有它才符合他们的身份和地位。

我们再看下面的医案，更加可以体会人们对人参的神往。

陈莲舫曲线救光绪：1898 年，戊戌变法后，慈禧太后大发雌威，下令把光绪皇帝软禁在中南海的瀛台内。光绪帝终日忧烦，茶饭不思，日渐消瘦，导致疾病缠身。朝廷御医轮番为他处方，光绪帝吃了全都无效。当时两江总督刘坤一得知这一情况，便推荐上海青浦的名医陈莲舫为光绪帝治疗。陈莲舫出身医学世家，祖上十九代行医，他通晓脉理，医术高超，每天找他求治的人川流不息，其中不乏朝廷的官场要人，刘坤一也正是因治病才认识这位名医的。陈莲舫应邀到了瀛台，为天子按过脉，即知其病情并不严重，只不过是因情志不遂，心火上炎，加上久居宫室，食而不化而导致了本病。于是，他略思片刻，就开了一纸健胃降火的方剂。可是，"半瓶子水"的光绪帝接过处方一看，连连摇头说："不行不行，我的身子太虚弱了，应当进补才对，药方中必须加上人参。"这下可难坏了陈莲舫，他知道，天子胃纳不佳，若服人参，势必消化不良，越发加重他的病情。可是，皇帝"钦定"要开人参，如果坚持不给，又是犯了欺君之罪；若是给，又治不好光绪的"龙疾"，真是让陈莲舫两下为难。不过，名医就是名医，他灵机一动，赶忙在处方上加了"煨人参"这味中药。天子一见，这才龙颜大悦，点头恩准。其实，所谓的"煨人参"，乃陈氏独创，就是把人参煨成炭状，既没了药性，又欺骗了光绪帝，而且还可消食开胃，真是一举多得。几帖药服下去，立即药到病除，龙体康复。后人把陈莲舫称为"国手御医"，医界同人也对他的"曲线救帝"之法大加赞赏！

彭坚教授在《我是铁杆中医》里记载："20世纪30年代，湖南省政府主席、军阀何某的父亲从乡里头次进城享福，不到半月，即卧床不起，高烧不退，群医束手。伯祖父以上等高丽参一枝烧炭，加保和丸煎汤，一剂而热退身凉。明明是一个消化不良引起的'滞烧'，用几分钱一帖的消滞药就可以解决问题，偏偏就难倒了众多名医，不知如何既能照顾到病情，又能照顾到大人物的面子，让善于玩'脑筋急转弯'的伯祖父捡了个便宜。经何某一褒奖，伯祖父于是乎就'饮誉三湘'了。"

东汉时太医郭玉，治病多有效应，而医疗贵人时或不愈。帝乃令贵人羸服变处，一针即瘥。召玉诘问其状。对曰："医之为言意也。腠理至微，随气用巧，针石之间，毫芒即乖。神存于心手之际，可得解而不可得言也。夫贵者，处尊高以临臣，臣怀怖摄以承之，其为疗也，有四难焉：自用意而不任臣，一难也；将身不谨，二难也；骨节不强，不能使药，三难也；好逸恶劳，四难也。针有分寸，时有破漏，重以恐怖之心，加以裁慎之志，臣意且犹不尽，何有于病哉！此其所为不愈也。"郭玉提出了贵者的心态，"夫贵者，处尊高以临臣，臣怀怖摄以承之……自用意而不任臣"等，虽然陈莲舫、彭坚教授伯祖父巧用了医者意也。但也应看到"群医束手"是常见的现象。

"病之当服，附子、大黄、砒霜是至宝；病之不当服，（人）参（黄）芪、鹿茸、枸杞皆是砒霜。"在医患矛盾紧张的今天，对于患者来说，应多读《郭玉传》这样的文章，不能自认为是贵者而自用意，医患之间应多沟通，才能有利于治疗，否则只能令群医束手。

其实治病就如开锁一样，有学者言：药者，钥也。只要钥匙对了，不管它是铁的、铜的、铝的都能打开，但有人却说"我要金子做的钥匙，因为它贵重，所以就好"，昂贵药就如一把金钥匙，金钥匙与锁不对应，反不如烂铁片的钥匙。关于大黄，请看拙作《人活一口气 养生先养气》中以通为补话大黄。兹引述如下：

大黄是"古今第一补药"

大黄是一味人们所熟知的中药，一提到大黄，在人们常识里，都知道大黄是一味泻药，吃了大黄就会"拉肚子"，如果我说大黄是"古今第一补药"，大概读者会感到愕然不解——何解大黄能延年益寿呢？

大黄这种抗衰延年的功效，可从骆驼及牧驼人常饮用大黄水的现象得到证实。西北地区多牧养骆驼，以膘肥、体壮、毛质好好著称，且寿命长。其主要一条经验就是经常给骆驼饮大黄水，饮大黄水的骆驼吃草多、生病少、寿命长。牧驼人一般常年生活在外，蔬菜供给少，生活条件差，医疗条件更差，被认为是劣质条件下生活的人。可他们却体格健壮，很少生病，寿命也比同龄人长，他们的经验是经常喝一些大黄水。有人在调查中还注意到，常服大黄的牧驼人很少患高血压、冠心病，癌症的发病率亦低于不服大黄的同龄人。常服大黄的牧驼人还有以下几个特点：

1. 不易患感冒，对疾病的抵抗力强；

2. 头脑清醒，无头痛头晕等火热症状；

3. 无老年性便秘及前列腺肥大；

4. 肠胃消化功能好，食欲强；

5. 肾功能好，无尿频、尿急现象，耳聪目明。

例如调查者曾随访了一名姓段的牧驼人，他18岁在野外牧驼，初起易上火，食欲不佳，经常头痛头晕，后根据老牧驼人经验，常饮大黄水，以上症状很快消除。至94岁时，耳不聋、眼不花、齿不脱，并很少生病，他说这是饮大黄水之功。调查中又发现许多老人视大黄为宝，常年备饮。

大黄清肠可延年

江西名老中医肖俊逸，人称"肖大黄"，在80多岁谈长寿之道时说大黄清肠可延年，他说："余年八旬又四，除目力出现老化外（老年性白内障），尚感身轻步健。平日眠食正常，亦少感冒。同道询之余却病延年之道，余常以'坚壁清野'四字应之。忆1939年，余年仅40岁时，曾一度患神经衰弱，头昏不能久看书报，阅读稍久，两目即困疲不堪，眼睑下垂，不克自持，非立刻释卷不可。同时记忆力大为减退，神烦意乱，注意力难以集中，齿软酸痛，大便似闭非闭，食欲锐减，一切未老先衰之症接踵而来，颇感自悲矣。遂每隔一两天服通补丸[1]一次，多至3g，少则1g，即获立竿见影之效，迄今历四十余年，未尝间断，虽年逾八旬，而精神体力基本正常，高血压、心脏病、高血脂症等常见的老年疾患尚未染身。是大黄清肠解毒之功惠我多多矣。"

"欲得长生，肠中常清，欲得不死，肠中无渣"

考我国汉代学者王充即有"欲得长生，肠中常清，欲得不死，肠中无渣"的名论。近代国外学者关于肠道毒素的重吸收对人体健康与寿命的影响也做过很多研究，认为肠道废物的积滞与毒素的吸收是造成很多疾病（如肠癌[2]）与早衰的重要原因。大黄"推陈致新"，通利水谷，调中化食，"安和五脏"，实乃通中寓补，"如坚壁清野而毒无由生，真谓之却病延年之良药也"。所以说，大黄是"古今第一补药"。

"大黄是一味可使一窍通，诸窍皆通，大关通而百关皆通的要药"

大黄之"补"，是体现在它调畅气机的功用上。明代医家缪希雍说："天地之间，动静之为者，无非气也；人身之内，转运升降者，亦气也。"宇宙中运动不止的是气，人体内流行不息的也是气。气的运

---

[1] 通补丸由大黄（占80%），厚朴、枳实、藿香（共占20%）组成，能清肠解毒，调中利气。

[2] 英国著名的外科医师威廉·阿巴思诺特·莱恩爵士（William Arbuthnot Lane）反复强调这个观点：在所有癌症发生前，都要经过长期的肠道壅滞（便秘）。阿维尔斯（Aviles）是墨西哥瓜达拉哈拉大学癌症系的生物化教授，他花了15年的时间，检查了7715名癌症患者，结果发现：至少99%的患者患有便秘，恶性肿瘤的大小与便秘的程度成正比。

动，称为气机。气机运动一旦停止，就意味着生命的结束，这就是中医人活一口气。气机一旦闭塞，就会产生疾病，故古人云：气血流畅，百病不生；气血呆滞，百病丛生。《神农本草经》称："大黄味苦寒，主下瘀血、血闭寒热，破癥瘕积聚、留饮宿食，荡涤肠胃，推陈致新，通利水谷，调中化食，安和五藏。"大黄的作用可以恢复人体的气机通畅，气机一通，立刻可以起死回生，故明代名医吴又可说："大黄是一味可使一窍通，诸窍皆通，大关通而百关皆通的要药。"大黄不但能使气机通畅、诸窍皆通，而且作用迅速。大黄的别名为"将军"，就是指大黄治疗作用迅速，好像大将军出阵般，能很快平定祸乱。历代名医有许多用大黄治疗危急重症的例子，现在也有许多大黄治疗外科急腹症，如胆囊炎、胆石症、胰腺炎、肠梗阻、肾绞痛、阑尾炎等，凡急腹症无不以急痛为特征，由于大黄能通腑泻下，气机一通，痛则立止，所以，舍大黄而别无他药能有如此神速的功效。

大黄有"推陈致新""釜底抽薪"的效用，可通导大便，排出邪热及秽浊之物，调整脏腑机能，调畅气机……

也有报道，急性中风患者中，90%以上有不同程度的大便秘结，部分患者发病初期虽未见便秘，但随着病程的发展多会出现。大黄有"推陈致新""釜底抽薪"的效用，可通导大便，排出邪热及秽浊之物，调整脏腑机能，调畅气机，从而加速神志的复苏和改善临床症状，降低血压，缩短急性期疗程，挽救患者生命。还有许多临床报道说明大黄对急性胃、十二指肠出血，肺咯血，急性肝炎、菌痢、肠炎、心肌梗死、高脂血症、肥胖症、慢性肾功能衰竭、糖尿病、高血压等多种疾病有很好的疗效。这些都是基于大黄"推陈致新"，通畅气机的作用。

另有报道用将军汤（只用大黄一味）重剂治疗许多狂证（即精神分裂症）。此外，有报道指，大黄也是血症要药，大黄不但止血，消瘀亦速，一直为武林界的金疮要药，是秘方接骨丹中的必用之品，所以近代名医唐容川说：大黄一味，既是气药，又是血药，止血不留瘀，尤为妙药。今人不敢用，惜哉！惜哉！

中医理论认为六腑以通为补，所以大黄亦是补药。

俗话说"人参杀人无过，大黄救人无功"。一般人只知道大黄"拉肚子"，却不知大黄正是使大关通而达百关皆通，一窍通，而达到诸窍皆通来调畅人体气机，正如金元时名医张从正说："《内经》一书，唯以气血通流为贵。世俗庸工，唯以闭塞为贵。又只知下之为泻，又岂知《内经》之所谓下者，乃所谓补也。陈莝去而肠胃洁，癥瘕尽而荣卫昌，不补之中，有真补者存焉"。中医理论认为六腑以通为补，所以大黄亦是补药。

然而，人们往往容易把大黄与"拉肚子"对应上，要有便秘者才用。善用大黄治疗各种疑难危急重症的肖俊逸老中医说："切不可以为用大黄愈多，其泻下次数愈频而人必愈困而畏用，或用两三日即止。有时医生敢用而患者不敢服，亦致贻误病机"。肖老又说，用大黄的目的，对于局部疗法是清肠消炎，对于全身疗法是凉血解毒，非专为攻泻肠中积滞而设，更不可认为患者多日未食，无物可泻，而不用大黄。

吴又可说："应下之证，见下无结粪，以为下之早，或以为不应下之证，误投下药。殊不知承气本为逐邪而设，非专为结粪而设也。必俟其粪结、血液为热所搏，变证迭起，是犹养虎遗患，医之咎也。况多有溏粪失下，但蒸作极臭，如败酱，或如藕泥，临死不结者。但得秽恶一去，邪毒从此而消，脉证从此而退，岂徒孜孜粪结而后行哉？"吴氏认为此乃千古之弊。

张从正也说："今之世好补而恶泻，夫病之一物，非人身素有之也，或自外而来，或由内而生，皆邪气也，邪气加诸身，速攻之可也，速去之可也，揽而留之，何也？"由于人们把大黄与腹泻等同起来，使大黄的功用局限化，而很少人认识大黄治病救人的巨大功用，所以有"大黄救人无功"之说。

现在，各种保健品琳琅满目，但大都以"补"为主，反而易致气机壅滞；欲求长寿，结果却与长寿背道而驰。用中药应以中医理论为指导，才能发挥其功效。

第四回

官渡之鏖战——慢病当论持久战

《三国演义》第三十回"战官渡本初败绩，劫乌巢孟德烧粮"中，讲到袁、曹官渡对峙时，记述了一个发人深思的的情节。

却说曹操守官渡，自八月起，至九月终，军力渐乏，粮草不继，意欲弃官渡退回许昌，迟疑未决，乃作书遣人赴许昌问荀彧。彧以书报之。书略曰：承尊命，使决进退之疑。愚以袁绍悉众聚于官渡，欲与明公决胜负，公以至弱当至强，若不能制，必为所乘，是天下之大机也。绍军虽众，而不能用；以公之神武明哲，何向而不济！今军实虽少，未若楚汉在荥阳、成皋间也。公今画地而守，扼其喉而使不能进，情见势竭，必将有变。此用奇之时，断不可失。唯明公裁察焉。曹操得书大喜，令将士效力死守。

公元200年夏天，袁绍、曹操各自率领大军对峙于官渡。当时，袁绍人多粮足，兵力数倍于曹军，处于明显的优势。曹军曾一度出击，没有获胜，只好退回，坚守营垒。此后，袁军接连发起进攻，曹军针锋相对，巧妙进行防御，双方在官渡相持数月之久。这时，曹军粮尽，士卒疲乏，且后方又很不安定。面对紧张的形势，曹操突然犹豫起来，"意欲弃官渡退回许昌"。他一时拿不定主意，便写信同留守在许昌的荀彧商议。荀彧立即给曹操写了一封回信，据历史记载，荀彧确实给曹操写过这样内容的一封书信，荀彧的这封书信很有见地，他把当时的形势和袁、曹两军的情况分析得十分透彻，比曹操看得更深一步。就一般的用兵常识讲，两军在相持中，都在争取进攻的机会，哪一方若先要撤退，失败的后果就可能落在他们的头上。这一点，曹操应该明白，但因困难的环境所迫，就难免有点"局中迷"了。相反，荀彧虽远离战场，但不被环境所扰，能够从作战的全局出发，冷静地分析情况。官渡是许都的门户，在曹军"以至弱当至强"的形势下，如果后撤，必为袁绍所乘，一退而不可收拾。"情见势竭，必将有变。此用奇之时，断不可失"。荀彧断定，曹军以劣势兵力阻止敌人数月之久，虽然已经很困难了，但可以肯定，袁绍的情况更困难，相持的局面很快就会发生变化，出奇制胜的良机就要到来。这封信对曹操来说，真如同拨云见日，在迷茫中看到了曙光，于大海中找到了航向。曹操看后茅塞顿开，他传令所有将士"效力死守"。后来，终于等到了战机，导演出"乌巢劫粮"这幕威武雄壮的活剧。现代中国四大史家之一的吕思勉先生说："曹操攻淳于琼，固然有胆气，也只是孤注一掷之举，其能耐，倒还是在历久坚守，能挫袁军的锐气上见得。军事的胜败，固然决于最后五分钟，也要能够支撑到最后五分钟，才有决胜的资格哩。"

同样，在抗日战争时期，国民党统治集团内部传出"中国武器不如人，战必败"的说法。全面抗战开始后，日军大举进攻，北平、天津相继失陷，华北危急，"再战必亡"的"亡国论"又被提出。全面抗战开始后一年内，国民党军队在军事上严重失利，丧师失地，节节败退，使一部分中国人产生了悲观失望情绪。与此同时，国民党内一部分人幻想依靠外援迅速取胜。1937年8月，淞沪会战时，蒋介石集团指望英、法、美等国能直接出面干涉，并要求苏联出兵。因此，有人武断地认为，中日战争只要打3个月，国际局势一定会发生变化，苏联一出兵，战争就可以解决。1938年春，台儿庄战役取得胜利时，有些人认为徐州会战就是"准决战"，"是敌人的最后挣扎"，存在着轻敌思想，过于看重国民党的200万正规军，以为抗战能够速胜，对抗日战争的长期性、艰苦性缺乏精神准备。

毛泽东同志《论持久战》中的光辉思想给中国的抗日战争指出了方向。毛泽东指出：这场持久战将经过三个阶段："第一个阶段，是敌之战略进攻、我之战略防御的时期。第二个阶段，是敌之战略保守、我之准备反攻的时期。第三个阶段，是我之战略反攻、敌之战略退却的时期。"毛泽东着重指出，第二阶段是整个战争的过渡阶段，"将是中国很痛苦的时期"，"我们要准备付给较长的时间，要熬得过这段艰难的路程"。然而，它又是敌强我弱形势"转变的枢纽"。毛泽东强调"此阶段中，我之作战形式主要的是游击战，而以运动战辅助之"。"此阶段的战争是残酷的，地方将遇到严重的破坏。但是游击战争能够胜利"。第三阶段中，应该是战略的反攻战。

可见，无论在战役相持还是战略相持阶段，都是对指挥员的意志和信念严峻考验的时刻，这时最需要的是沉着和耐心，在坚持中等待和寻求战机的到来。《战争论》里还讲到，在战争中，在进入最后关键的时刻，起决定性作用的往往是指挥员的信心和决心。据说在孟良崮战役中，战斗打到后来，我军伤亡较大，物质奇缺，饥困交迫；74师轮番反扑，力图实现"中心开花"的预想，大有对我形成反包围之势。我军有人主张"撤出战斗"迅速转移，以免"陷入不测"。在关键时刻，是粟裕主张统一进攻部队，最终在敌人合围之前消灭了74师。另外在辽沈战役中，在攻打锦州时，东野的后勤被敌人牵制，东野领导坚持发动进攻，最后取得了成功。这都证明了《战争论》中的观点，指挥员的信心和决心起到不可估量的作用。

治疗慢性病和疑难病的过程和战争相似，患者信心和决心是很重要的。笔者早期在临床有些急功近利，总是希望患者能早点好。如早期曾治一患者张某，患类风湿关节炎多年，关节疼痛难忍，来我医馆求治。患者心太急，吃了几服药后疼痛缓解不明显，患者询问有没有更速效的处方，如没有，想去吃西药。当时自己也不注重增强患者持久相持的信心，患者就转去寻找他法治疗。一年后，患者因服用激素和止痛药后致胃大出血，到医院抢救后，不服止痛药则关节疼痛难耐，如服止痛药又胃痛难耐，两难之下又回到我处来求治。彼时的我看到一些名老中医治疗慢性病的治疗思想（见后论述），给患者讲解了持久战治疗慢性病的原理，等等，建议患者坚持服药百剂，并给了患者以必胜的信心。在治疗上，笔者吸取了早年师从云南名中医吴生元教授的治疗思想，根据吴老以补中桂枝汤为主论治风湿性疾病的经验化裁，患者坚持服药百剂以上，疼痛慢慢消失，身体强壮了许多，能干一般的农活了，至今已有三年之久，患者偶来医馆检查一番，疾病却没有复发了。后来，笔者在此思想的指导下选方用药，已有十余例类风湿关节炎的患者服药后达到治愈或是带病生存的效果。

在慢性病和顽固疑难疾患的治疗中，由于医生和患者没有持久战的思想，极易出现"悲观不治论"，患者大多容易背上沉重的精神负担，悲观焦虑，精神抑郁，心境悲哀、冷漠。有的人则盲目抱有"特效速治论"，常常抱着侥幸心理，希望能找到奇妙的单验方而绝处逢生，因此常轻信虚假广告宣传，屡屡上当受骗，由于四处求治无果而疑云重重，常常困执，甚至偏激。

当然，持久战的思想往往不易被医生和患者接受，"特效速胜论""悲观不治论"最容易占上风。"速胜"，就像西医的冲击疗法或中医的攻邪疗法，就像一个勇猛刚强、血气旺盛的年轻将军，多一些勇猛，少一些睿智。持久战论则如一个身经百战、老成持重的老将，谨思而慎行。大量的临床事实证明，如能对疾病有正确的认识，理解持久战的思想，通过中医的辨证治疗，患者往往会更加乐观、开朗，心情舒畅，意志力强，更能积极有效地配合治疗，预后都较好。

在后来的实践中，笔者把此思想用于指导临床，诊治一些疑难杂症如类风湿、痛风、重症肌无力，甚至肾衰竭、恶性肿瘤等，取得了许多不可思议的疗效。正如《内经》所说的，"言不可治者，未得其术也"。回想早期临床阶段，遇到一些顽固性疾病，短期疗效不明显，辨证论治时病情仍有反复，患者不断要求变方，自己也有急功近利的思想，心无定见，以致很多时候会影响疗效。后来看了许多名老中医的经验，如焦树德老中医在谈尪痹的治疗时强调："病程既久，故服药亦需较长时间，才能渐渐见效，万勿操之过急，昨方今改。只要辨证准确，服药后无不良反应，则应坚持服用50~100剂左右，观察效果。如见效，还可继续服几十剂。"江西名老中医肖俊逸在治慢性病医案里嘱患者服药后如无不良反应，即当守方久服，但患者急于速效，常来改方。肖老对患者说："病非不治，贵在守方，必须坚持信心，满意小效，服至百剂以上，必有痊愈希望。"岳美中老中医指出："一些慢性病，都是由渐而来，非一朝一夕之故，其形成往往是由微杳的不显露的量变而达到质变，则其消失也需要经过量变才能达到质变。应当知道，在慢性病量变过程中，病势多相对稳定，不仅医生观察不出，连患者本身也没有多大感觉。一个对症药方，初投时或无任何效验可见，若医生无定见，再加上患者要求速效，则必至改弦易辙，但这还不会有大妨害。最怕的是，药已有效，就是还未显露出来，正在潜移默化的量变阶段中，它的前进，好像儿童学步，屡起屡仆，屡仆屡起，无待扶持，方始成行。倘一中止药力，或另易他方，那将如患者东行向愈的光明前途，反而强扭之使西，不仅走向黑暗，前功尽弃，还恐怕枝节横生，造成另一种疾病……古人治疗慢性疾患，在医案中常常见到三十剂而愈、五十剂而愈，甚至百余剂而愈的记载。表面看来，似乎迟缓颟顸，驽马十驾，有逊于骏足千里。实际，非有卓识定见和刚毅的精神，是不能长期守方的。就治病来说，对久虚积损之证，药投之数剂，即立冀有效，也往往是不合逻辑的。"由此慢慢知道了慢性病守方的重要性。岳老还说："现在的人，动辄讲辨证论治，漫无边际，让人抓不住重心，这是没有真正读懂读遍中医的典籍，还限于一知半解之中。无怪治起病来，心无定见，越旋越远，处方用药，朝更夕改，寒热杂投，以致影响疗效。"

在用兵时，在战略或战役相持阶段，是最困难的，即使曹操这样的雄才，也会有犹豫的时候。同样，用药如用兵，在治疗的相持阶段，也是最困难和最难坚持的阶段，如果不深入了解持久相持的思想，有的医生也易对治疗方案产生动摇，有些意志薄弱的患者往往不能坚持下去，有些则前功尽弃，深为可惜。

诸葛亮是智慧的化身，他的本领，在他出山以前就得到了充分的显露，其中最著名就是的《隆中对》。这篇全文不足四百字的形势答对，以极其精警的语言，总结历史，分析时势，预示未来，其精确、明晰的程度，都使后人为之叹绝。诸葛亮在《隆中对》中为刘备提出三分天下的整体构想，以后的行动都围绕着这个纲领性的总体构想来展开。诸葛亮的大局整体观念，在蜀汉政权的建立和巩固过程中得到了淋漓尽致的发挥，这突出表现在他入蜀以后，在政治、经济、军事、外交等各个方面所制定的一系列具体的方针措施上。

诸葛亮在外交和处理少数民族问题上，根据当时三足鼎立的形势，始终坚持《隆中对》中提出的西和诸戎、南抚夷越、外结好孙权的方针。荆州失陷，刘备伐吴大败，孙刘联盟一度破裂，南中少数民族部分奴隶主和汉族豪强也乘机作乱。诸葛亮从统一的大局出发，同时针对孙权畏曹而又不愿臣服曹魏的复杂心理，在刘备死后，先后派邓芝、费祎、陈震等人多次出使东吴，重修盟好，终于解决了"东顾之忧"。又亲率大军，"五月渡泸，深入不毛"，镇压了南中地区的叛乱，同时以"攻心为上，攻城为下"的方针，七擒七纵孟获，对为首的少数民族上层人物在政治上、思想感情上实行争取，对少数民族普通百姓在生产上、文化上实行帮助，风俗习惯上给予尊重，感情上加以安抚，这就迅速获得了少数民族的信任，安定了后方。这些措施，在蜀汉政权的巩固和发展中都起了十分重要的作用。据史书记载，蜀汉当时虽地小人少，但连年劳师而能足食足兵，"兵出之日，天下震动，而人心不忧"。能有这种局面，无疑与诸葛亮采用这些措施有关。

由于诸葛亮心中有个整体观念，顺应人的各种心理规律实行攻心，他制定的各种方针政策在各方面都取得了相当的成就。这些成就，不仅在当时为蜀汉上下所公认，也赢得了敌对方有识之士的高度肯定，在他身后千百年里，始终受到了人民的一致赞扬。他死后，西南地区的汉族、少数民族人民都自觉地苍祭、野祭、立庙、立祖，来表示对他的不尽思念。

中医认为"上医医国，其次疾人，固医官也"。范仲淹曾说"不为良相，便为良医"，就是说国家和社会其实也像人一样，运行不畅时也会生病。古代医家认为良相治国，良医治病，其理相通。诸葛亮治蜀的成功，在于他心中就有一个"隆中对构想"的整体全局观念，并贯穿其治蜀的始终，以后遇到的局部问题按实际情况审时度势处理.诸葛亮以"攻心为上，攻城为下"为指导思想，"七纵七擒"孟获，最终不留一兵一卒，巩固了后方，体现"能攻心……知兵非好战"；而与法正的辨论"审势从严治国"，从联吴抗曹到第个局部战役中的审势更是举不胜举，这些又始终服务于"隆中对"的总体全局。了解诸葛亮隆中对的全局构想，有助于理解中医的核心思想整体观念。

中医认为，人是一个整体，也就是说，在治疗疾病时，心中要有一个整体观念。在《金匮要略·脏腑经络先后病脉证第一》的总论篇就有论述如下，问曰：上工治未病，何也？师曰：夫治未病者，见肝之病，知肝传脾，当先实脾，四季脾王不受邪，即勿补之。中工不晓相传，见肝之病，不解实脾，唯治肝也。"知肝传脾"的认识方式，充分体现中医考虑脏腑间相互关系的整体思维方式。

"夫肝之病，补用酸，助用焦苦，益用甘味之药调之。酸入肝，焦苦入心，甘入脾。脾能伤肾，肾气微弱，则水不行；水不行，则心火气盛则伤肺；肺被伤，则金气不行；金气不行，则肝气盛，则肝自愈。此治肝补脾之要妙也。肝虚则用此法，实则不在用之。经曰：虚虚实实，补不足，损有余，是其义也。余藏准此。"

这一段，李桂东教授把它叫作仲景五脏补法要诀。"脾（弱）能伤肾"，脾为后天之本，脾弱了以后，后天不养先天，五脏都不够养，哪有多余的精气归藏于肾呢？没有，所以脾弱一定会导致脾肾两亏，这个是临床转归，所以说下一句，接"肾气微弱"，那就理所当然了，肾气微弱则水不行。肾主水嘛，"水不行"则心火气盛，水不行，火怎么会旺呢？这个实际上在临床上非常多见，什么上热下寒，什么失眠，什么口舌生疮、痤疮，所谓的"上火了"，非常多的一部分就是因为水不行，所以心火气盛。因为心肾是要相交的，水火是要既济的。《周易》里面就有两卦，一个是未济，一个是既济。这个单从《易》理来解读也是非常好的，心火要下温肾水，肾水要上济心火。那么中间水湿内停了以后，水湿为阴邪，阻碍气机，影响心肾的交通。那么带来的后果就是肾水寒于下，心火亢于上，水火不得互济。然后呢，"心火气盛则伤肺"，这个很好理解。肺与心同为上焦，相傅之官，它肯定是受君主之官影响，因为火能够烁金。肺为娇脏，不耐寒热，形寒饮冷伤肺，那么心火气盛同样伤肺。那么"肺被伤，则金气不行"，这个可以理解。因为火性炎上而肺失宣发肃降，那这个金气不行，主要是肃降的功能受影响。气逆，胃气逆我们可以看到恶心呕吐，金气逆我们可以看到喘咳，金气不行还能看到什么呢？还能看到肝气盛，因为你看这一对气机，金克木，他怎么相克呢？他相克是一个制约跟协调的关系，肺气的下行肃降刚好对应了肝气的生发条达。金气的下行减弱以后，这个肝气就表现为盛。我们不要理解它是实证还是虚证，我们通篇谈的都是虚，但是虚的时候它会有实证的表现，所以这个时候说"肝气盛"。凡阳气虚则浮，实则沉，这个就是肝气上亢。这个时候脉可以弦浮，因为后面紧接着指得很清楚，肝虚则用此法，所以这个地方的肝气盛还是一个虚证。这个金气不行的时候会影响清肃之令下行。我们经常可以见到的症状，一个是口疮、舌痛、溃疡的患者会伴有大便难。这样的病机不能简单地判断为所谓的上火，导致口舌生疮、大便干燥，从火论治而药用苦寒。我们应该明白这个现象是什么，五脏虚损这一个链条的崩溃，首先源于中土的损伤，源于脾土的损伤。所以《脾胃论》也好，《四圣心源》也好，都是把很多发病的根源归结到脾胃上。从表面上看，很多病都显示脾胃衰败百病丛生，这个是一个直观的现象，背后还有原因。根源是两火往来而生土，心肾两把火烧得很旺的话，脾不可能衰败。我们回头来看这个补用酸、助用苦焦、益用甘，那么这个实际上是所有的五脏不足、五脏的虚证为病，用药性味归纳的大法。以肝为例，其他的可以以此类推，可以成为五脏补法。这里的补用酸，即收肝气，肝气得收，那么肝得自养；助用焦苦，因苦降心火，焦味强脾；那么益用甘，甘味补脾。实际上重点围绕在心、脾、肾三脏上，刚好就是两火往来生土的关系。那么它的治法我们用通俗的语言来讲，总结出来是这么一句话：实脾补肾、祛水降火、肃肺敛肝。这个是所有五脏虚证的总治法。那么不同的脏腑，我们各择其偏重而用之，无往不利也，当然也可以见一项则用一项，而不必三法用全。

从此段解释中就可以看出，在中医的心中，总是有一个人体五脏气机的生克制化关系图，也可以说是一个类似"隆中对"的构想。

然而，近代以来，整体观念的中医思维，在西学东渐以后，与西方文化支配下的主流思维看起来有些格格不入。由于没有整体思维的指导，在医学实践中易出现以下几个倾向和误区。

第一，易出现分割治疗。

由于医疗分科过细，使医生治病像修理机器一样，把人分成几部分来治疗。例如，有位妇女有头晕、耳鸣、痛经等症状，她要到内科、五官科、妇科三个科去看病。三个医生给她开了三个处方。这样，她就被分成几部分来治疗了。然而，如果这个妇女找中医看病，中医会把这个妇女的病看成一个整体问题来处理，用一张小柴胡之类的处方可能就把几个问题都解决了。

西方学者并不讳言其分析方法之不足，如美国著名未来学家阿尔文·托夫勒（Alvin Toffler）在《从混沌到有序》的前言中说到：在当代西方文明中得到最高发展技巧之一就是拆零，即把问题分解成尽可能小的一些部分。我们非常擅长此技，以致我们竟时常忘记把这些细部重新装到一起。

由于科学还原论的思潮主导着的两三百年来的科学发展取得了辉煌的成就，整体观念的传统思维除被中医作为主导核心思想外，其他专业很少提及，逐渐被人们淡化或遗忘。虽然现代科学最擅长把事物划分成许多细小部分的"拆零"还原观，却忽略了各部分之间的复杂相互作用，也假设了事物周围的情况是不变的。条块分割、日益精细的局面，反而模糊了人们对事物总体性的、全局性的认识。这种思维移植到医学领域，在处理复杂性的问题时，有时更捉襟见肘。如为大家熟知的是，现在西医分科越来越细，一个内科、一个外科、一个骨科都可以分成好几个小科室……看病时，不要说患者难以知道自己到底应该去看哪个科，有时候从事医务工作的专业人员都弄不清楚这个问题。更可怕的是，现在中医很多也要像西医那样去分科，结果造成中医大夫只能模仿西医的方式给患者诊治了，把个完整的人体分解得不成样子。从事临床工作的大夫一定会有那种体会，患者到医院看病时，如果出现问题的部位不在一处，多数人都会同时挂上几个号去找各科的大夫看病（西医如此，现在的中医亦如此），而且在看病的时候，也绝对不会将自己认为应该看下一科室的病症告诉当前接诊大夫，患者自己就人为地将自己拆分成几个零部件了。这种将人体当成机器零部件进行分部位治疗的结果就是：患者每天需要服用大量的药物，有些甚至一天当中需要服用十几种药物！在临床中经常见到每天同时服用十几种药的中老年患者。其中的疗效好坏姑且不谈，这么多的药物放在一起，到底会出什么乱子，也只有天知道了。

第二，易出现单纯对抗治疗，形成消极的疾病观。

没有整体观念，以此文化背景为指导的西医治疗，不管服药、输液、打针、化疗、放疗等以"对抗"为主，就不足为怪了。血压升高了，不管什么原因造成的，哪怕是身体的正常反应现象，首先选择就是降你的压，而不是先解决为什么血压升高的原因；患肾结石了，就碎你的石头，并排出去。患了肾结石，却全然不考虑你为什么会患上肾结石，更不会考虑如何清除其导致结石形成的病因了……这种治疗的结果就是：这次的肾结石排出去了，不久下一个肾结石又长出来。若是出现了高脂血症，就只管帮你把血液中的脂肪含量降下来，至于血液当中的那些血脂到底降到哪里去了？化学合成的降血脂药物对身体的危害到底又有多严重？现代医学则一概不予理会；就是你患肺结核病了，也只是考虑把结核杆菌杀死就算了事，至于这些抗结核药物对肝肾功能的损害多少则是另一回事了……确实如此，西医西药（主要是化学合成的药物）用于治病，多采用"对抗"的方式和手段进行"战斗"。由于对抗的升级，结果只能是药越用越多，原来有效的药也越来越没有效果了，因此只好不断研究新的药物来对抗更多的疾病。最终就是，病变强大了，药物的对抗性也更强大了。但由于身体的自卫能力是有一定限度的，当西医西药在不断升级与疾病的战斗中，作为"战争场所"的人体不可避免地却遭到了重创，医源性疾病自然就此大量产生出来了。这样的结果非常可怕，也就是现在人类患病种类越来越多，越来越复杂，程度越来越严重的根本所在。（《对话中西医》）

笔者曾接诊一患者，心脏装有支架，有高血压、糖尿病，被诊断患有十七种疾病，每天需要服用十几种西药，吃不好、睡不着，患者家属说西医也无法治疗，来找中医试试。患者主诉全身从头到脚都有不舒服地方，面对如此情况，只有从整体入手。笔者认为目前患者全身气机不畅，处方以升降散为主升降气机，辅以焦三仙等消食药，苏叶、小量黄连清心兼助气机升降，白茅根、苇根等清热养阴生津。三剂药后，患者觉得全身从来没有如此舒畅，短期疗效的取得就在于运用整体思维。

医学的目的应是发掘人的自我保健的能力。长期以来，医学界、包括我们医生自己，认为医生的责任、医学的发展，就是针对疾病施展各种诊断手段和仪器，其目的是千方百计找出患者身上的毛病。评价一个医院的水平、一个医生的水平、仪器发展的水平，就是看它能不能在犄角旮旯里找出毛病。所谓确诊，就是指出病在什么地方、什么性质、什么原因，然后针对这个病因，考虑如何用特异性的对抗消除病因。对这个病理变化如何纠正，对这个病灶如何消除，就成了为医生的根本追求。陆广莘教授把这叫作西医学消极的疾病观。

以疾病为对象的西医学把发现疾病、征服疾病作为医学的目的。疾病分类学有三个要素：即病因、病理、病位。具备这三个要素的就称为疾病。现代医学的水平决定于是否能诊断疾病以及早期发现、早期确诊，然后研究相应的能对抗这个病因、病理的，能清除病灶的治疗，希望通过这些途径达到征服疾病的目的。消极疾病观的疾病医学及其对抗疗法的发展，主要来源于不断向微观层次进军的实验研究观察所得。然而据此而应用于临床实践，在短短几十年间，却经不起在完整人体上实践检验和时间考验，纷纷出现与治疗追求目标相异的反目的性效果。1993年，《医学的目的国际研究计划》尖锐地指出："当代世界性的医疗危机，根本上是由于近代医学模式只是针对疾病的技术，统治医学的长期结果。"（《中医学之道》）所以，头痛、痛风、心脏病、癌症、高血压、糖尿病、关节炎、多发性硬化、骨质疏松、经前综合征、哮喘、感冒、疱疹和艾滋病——这个名单还可以继续开列下去。无论"医学科学"曾做出什么声明和承诺，它们至今都仍是不治之症。不能把心脏、肾和肝的器官移植手术说成是治好了病，把胰岛素注射入患者体内也不是治好了病，切除肿瘤并希望类似痛苦不会再发生也不是治好了病。尽管我们具有20世纪的先进技术，尽管挽救生命的外科手术的"危机"医学（如心脏病急性发作的救治等）已取得了巨大进步，但是，对于常见病的治疗问题，现代医学仍然束手无策。实际上，今天的常见病比从前更多了，而且这个疾病名单仍在加长，医疗的结果与其初衷正好背道而驰。（《现代医疗批判》）故许多有识之士呼吁医学模式的转变，主张生物医学要前进上升为人类医学，疾病医学要前进上升为健康医学，对抗医学要前进上升为生态医学，化学层次物质构成的医学观要前进上升为生命层次自组织调节的医学观。WHO在关于《迎接21世纪的挑战》的报告中指出："21世纪的医学，不应该继续以疾病为主要研究领域，应当以人类的健康作为医学的主要研究方向。"（《中医学之道》）

第三，易出现不以人为本，忘记了医学的主体是人。

在谈这个话题之前，突然想起小时候听过的一则治疗"罗锅"（驼背）的小故事。话说当年有一位驼背者去找医生看病，找了许多地方都没有大夫答应能治好这种病，失望之中，突遇有一位"大夫"说能帮他治疗这个"罗锅"，但是需要花很多的钱才给治疗。在万般无奈的情况下，这位"罗锅"就同意了这位"大夫"的要求，并将家中所有的钱财拿给了这位"大夫"。"罗锅"来到诊室后，"大夫"叫患者躺到门板上，并在上面加了一张门板，接着又在门板上加上重物。开始时患者大叫，但随着重物越来越重，"罗锅"的声音也就越来越小，直至最后消失……翻开门板后"奇迹"出现了，"罗锅"果然变直了，但围观的群众明显看出，原来"罗锅"已经死了。当大家质问这位"大夫"时，他却理直气壮地说：我说过，我可以治好他的罗锅，至于他的死活，则不是我要管的事。大家看看，他的"罗锅"不是已经变直了吗？然而，这种"皮之不存，毛将安附"的治疗思想却大量存在于现今医疗之中。医学的目的应该是维持人体的健康，而不是仅仅关注疾病。比如大家最熟悉的癌症治疗方法，现在治疗三部曲只关注癌症，而忘记疾病的主体是人，不以人为本，治疗就没有了意义了。近来也有学者提出质疑，"与癌共生"，带病生存；以人为本，提高生活质量的理念，也逐渐被一部分人所接受。在笔者接诊的癌者当中，许多患者有明显的全身症状，如中气不足、乏力、睡眠差、肝郁等状态，但往往被医生和患者所忽视，而通过整体的治疗，往往能让一部分人达到带病生存的效果。

当代不少科学家也觉察到了这种观点的片面性——只见树木，不见森林，只看到局部不顾全局。到了本世纪学发展到分子生物学，生物学要研究分子。实际上分了还不够，还要研究分子的结构，DNA这些分子的结构。这种道路也带来一个问题，你好像知道得越多，从生物到细胞，细胞膜、细胞核、细胞质，然后对细胞核又不满意，从细胞核又到基因，基因还不行，还得到去氧核糖核酸，这还不行，还得到去氧核糖核酸的结构，越弄越往里钻，但其结果呢？书是写了不少，知识一大堆，但生命到底是怎么回事，恐怕还没有搞得很清楚。钻得越细了，知道得好像也很多了，但是好像整个研究找不到了。在这种情况下，20世纪50年代，即第二次世界大战以后，奥地利生物学家Von Bertalanffy首先提出，还原论这条道路走下去不行了，他提出要用系统的观点，要把生命看作一个体系来研究。他提出了一般系统论（钱学森：《人体科学与现代科技发展纵横观》），研究"复杂性"的一些科学家冲破还原论的束缚。20世纪80年代初，钱学森相继提出系统科学、思维科学和人体科学三大科学思想体系，目光所向几乎涉及当今自然科学的绝大部分领域。他以独特的睿智首先肯定了中医理论，并发现了传统中医的特殊价值。他在20世纪80年代曾发表极鼓舞人心的预测："21世纪医学的发展方向是中医。"因为中医的理论发生于近代科学还没有兴起的时候，它也不知道什么是近代科学，更不知道什么是现代科学，所以，它反而没有这方面的限制和束缚，也就是不受还原观的束缚，因而中医的理论倒是系统论的，从整体出发的，它的长处就是整体观、多层次观。中医以不病为健康（西医以各项指标正常为健康），要达到中医的健康，就要从整体观念入手，顺应自然，时时调整身体的偏差（包括心灵的偏差），使之达到最恰合的状态，使用辨证论治的方法手段，达到最恰到好处的整体状态。也就是很好地管理身体，在管理身体的过程中，必须时时有一个"隆中对"的整体动态规划。正如毛泽东同志所说："这种全局性的东西，眼睛看不见，只能用心思去想一想才能懂得，不用心思去想就不会懂得。"

第六回
簧舌战群儒——虚实轻重先后分

著名中医大家刘渡舟教授就很喜欢《三国演义》里舌战群儒时孔明对东吴谋士所讲的一段话，认为对学习中医很有借鉴作用。笔者细读之后发现，孔明的话里面蕴含着深刻的治病的原理。如孔明答张昭一段。

孔明听罢，哑然而笑曰："鹏飞万里，其志岂群鸟能识哉？譬如人染沉疴，当先用糜粥以饮之，和药以服之；待其腑脏调和，形体渐安，然后用肉食以补之，猛药以治之，则病根尽去，人得全生也。若不待气脉和缓，便投以猛药厚味，欲求安保，诚为难矣。吾主刘豫州，向日军败于汝南，寄迹刘表，兵不满千，将止关、张、赵云而已，此正如病势尪羸已极之时也。新野山僻小县，人民稀少，粮食鲜薄，豫州不过暂借以容身，岂真将坐守于此耶？夫以甲兵不完，城郭不固，军不经练，粮不继日，然而博望用火，白河用水，使夏侯惇、曹仁辈心惊胆裂，窃谓管仲、乐毅之用兵，未必过此。至于刘琮降操，豫州实出不知，且又不忍乘乱夺同宗之基业，此真大仁大义也。当阳之败，豫州见有数十万赴义之民，扶老携幼相随，不忍弃之，日行十里，不思进取江陵，甘与同败，此亦大仁大义也。寡不敌众，胜负乃其常事。昔高皇数败于项羽，而垓下一战成功，此非韩信之良谋乎？夫信久事高皇，未尝累胜。盖国家大计，社稷安危，是有主谋，非比夸辩之徒，虚誉欺人，坐议立谈，无人可及，临机应变，百无一能，诚为天下笑耳！"这一篇言语，说得张昭并无一言回答。

诸葛亮的比喻："譬如人染沉疴，当先用糜粥以饮之，和药以服之；待其腑脏调和，形体渐安，然后用肉食以补之，猛药以治之，则病根尽去，人得全生也。若不待气脉和缓，便投以猛药厚味，欲求安保，诚为难矣。"正是中医对长期慢性、虚弱性疾患的治疗原理。然而这个原理必须在长期临床实践中才能慢慢体会，即使是名医大家也有一个认识的过程。

如金元四大家之一的朱丹溪，四十弃儒习医，初读子和之书，对汗、吐、下三法攻邪疗疾之论钦佩不已，以为"医之法尽矣"，但是在实践中遇到许多病证，依子和之法治之未能得效，因此困惑不解，遂游遍江南，"决意于得名师以为之依归"，几经拜求，方得入罗知悌之门。侍诊之初，"观罗先生治一病僧……每日以牛肉、猪肚、甘肥等，煮糜烂与之，凡经半月余，且时以慰谕之言劳之……察其形稍苏，与桃仁承气，一日三贴，下之皆是血块痰积方止，次日，只与熟菜、稀粥将息，又半月，其人遂如故。"丹溪至晚年不忘此案，并将之记录在《格致余论》中，可见印象至深。

分析此案，病僧之痰似因气郁而致血结，气滞血瘀而成积聚之证，治当用攻瘀消积之剂，但因正气衰，不耐攻伐，亟需食糜养正，正复方可攻瘀，邪去六七，则不再攻，使扶正而邪自去。丹溪原思"唯务攻击"之时闻此高论，茅塞顿开，因"大悟攻击之法，必其人克实，禀质本壮，乃可行也，否则邪去而正气伤，小病必重，重病必死"。此医案与孔明所说正好相吻合。

著名中医大家蒲辅周老先生说："年轻时，读叶天士《临证指南》，看到他用药甚轻，多年后才理解，人病了，胃气本来就差，药多了，加重其负担，反而影响吸收，这是很有道理的。"

蒲志孝老中医在纪念父亲蒲辅周先生一文中有一段回忆："蒲老认为：对于久病正衰，主张'大积大聚，衰其大半则止'。在疾病调理上尤重食疗，认为药物多系草木金石，其性本偏，使用稍有不当，不伤阳即伤阴，胃气首当其冲，胃气一绝，危殆立至。他曾以仅用茶叶一味，治一热病伤阴的老年患者为例。患者系中医研究院家属，热病后生疮，长期服药，热象稍减，但患者烦躁、失眠、不思食，大便七日未行，进而发生呕吐，吃饭吐饭，喝水吐水，服药吐药。病者系高年之人，病程缠绵日久，子女以为已无生望，抱着姑且一试的心情询问先父尚可救否。先父询问病情之后，特意询问病者想吃什么，待得知病者仅想喝茶后，即取'龙井'茶6g，嘱待水煮沸后两分钟放茶叶，煮两沸，即少少与病者饮，他特别强调了'少少'二字。第二天病家惊喜来告：'茶刚刚煮好，母亲闻见茶香就索饮，缓缓喝了几口未吐，心中顿觉舒畅，随即腹中咕咕作响，放了两个屁，并解燥粪两枚，当晚即能入睡，早晨醒后知饥索食。看还用什么药？'先父云：久病年高之人，服药太多，胃气大损，今胃气初苏，切不可再投药石，如用药稍有偏差，胃气一绝，后果不堪设想。嘱用极稀米粥少少与之，以养胃阴、和胃气。如此饮食调养月余，垂危之人竟得康复。先父回忆说：'愈后同道颇以为奇，以为茶叶一味竟能起如许沉疴。其实何奇之有，彼时病者胃气仅存一线，虽有虚热内蕴，不可苦寒通下，否则胃气立竭。故用茶叶之微苦、微甘、微寒，芳香辛开不伤阴，苦降不伤阳，苦兼甘味，可醒胃悦脾。茶后得矢气，解燥粪，是脾胃升降，枢机已经运转。能入睡、醒后索食即是阴阳调和的明证。而少少与之，又是给药的关键。如贪功冒进，势必毁于一旦。'"

另外，蒲老也反对病后过服营养之品。他曾治一乙型脑炎患者，在恢复期由于机械搬用加强营养的原则，牛奶、豆浆日进五餐，以至病者频频反胃、腹泻。蒲老见其舌苔厚腻秽浊，劝其将饮食逐渐减少为每日三餐，不但反胃、腹泻好转，健康恢复也加快了。

蒲辅周老先生多次讲，不要认为药物能治万病，服药过多，不但不能去病，反而打乱自身气血的调和，形成"药病"。他以1959年在广东休养时，给原科委某负责同志治病为例。当时病者问蒲老：近年来每天中西药不断，但反觉精神委顿、胃口不好、自汗，到底是什么原因，并求"妙方"。蒲老详细询问了患者的病情、服药情况，认为他是服药过多，反而打乱了自身阴阳的平衡，劝其停药调养。病者谓："天天药不离，尚且不适，如停药，恐有他变！"后来在蒲老反复劝导下开始停半天、一天、两天……停药半月后初觉不适，后来反日见好转。愈后这位同志到处讲："是蒲老把我从药堆中拔出来了。"蒲老常说：胃气的存亡是病者生死的关键，而在治疗中能否保住胃气，是衡量一个医生优劣的标准。

又如蒲老回忆用玉屏风散的经验时说："如玉屏风散是治老年人或卫虚易感冒的方，我用粗末三至五钱，煎服，疗效较满意。有一同志用玉屏风散，使用大剂量，服 3 剂，胸满不适，改小剂煮散获效，而无胸满之弊。我对于慢性病，调其所偏，补其不足，推荐煮散。"

对于运用玉屏风散治疗表虚自汗证，中医大家岳美中有治验及其体会如下。

例一，张某，女性，44 岁。患头晕证，于 1972 年 10 月 14 日自山西来求诊。诊其脉虚弦，症状：头晕、耳鸣、时时呕吐，常发作。诊断为内耳眩晕症。认为是肝虚郁湿，投以加味抑肝散，先服 7 剂。复诊，郁湿见去。继投养肝之剂，用治头晕。炒枣仁 9g，山药 9g，五味子 9g，当归 9g，桂圆肉 9g。嘱服多剂，持方而去。

1973 年春季，患者由上海来函诉说服药经过，前方共煎服 20 剂，内耳眩晕症基本痊愈，唯现有自汗不止、恶风，经常感冒、咳嗽。考虑她是久病体弱，"表虚自汗"。寄以玉屏风散方：生黄芪 120g，白术 180g，北防风 60g，共为粗末（注意不要碾细，细则不宜煎服），每服 9g，煎两次，早晚服。嘱服完一料，以观后效。

1973 年 7 月 18 日，患者又从上海来北京复诊。云：内耳眩晕症已半年多未犯。在服玉屏风散后，自汗痊愈，今隔两月，又复劳累自汗，但较前轻。现在感冒、咳嗽，因予桑菊饮。嘱其咳愈后，仍服玉屏风散一料，以固表止汗。

例二，何某，男性，39 岁。于 1973 年 4 月 9 日来诊。其证系甲状腺瘤摘除后，身体较弱，为疏活血消瘿之剂予之。

4 月 19 日复诊，自诉服前药几剂后，又服抗甲状腺肿西药，服后汗出不止，且恶风，每天感冒二三次，虽处密室也不免，颇苦恼。诊其脉弦大，舌有齿痕而胖，断为疏解肌表有过，而伤表阳，致使不能卫外，津液因之不固而外泄，且畏风感冒。这与伤风的自汗不同，彼责之邪实，此责之表虚，彼宜散，此宜补，因投以玉屏风散，为粗末，每用9g，日煎服2次，服一月为限，观后果如何。

服前散剂20日后，又来复诊，云汗已基本不出，感冒亦无。诊其脉，弦大象亦减，唯仍胖大。嘱再续服10天，以竟全功。

这个方剂出自危亦林《世医得效方》，治风邪久留不散，及卫虚自汗不止。王肯堂《证治准绳》名白术黄芪汤，治风虚汗多。我往年尝以玉屏风散作汤用，大其量，治表虚自汗，3~5剂后，即取得汗收的效验，但不日又复发，再服再效再复发，似乎此方只有短效而无巩固的长效作用。

后见我院蒲辅周老医师治疗这种病证，用散剂，每日服9g，坚持服到1个月，不独汗止，且疗效巩固，不再复发。我才恍然悟到表虚自汗，是较慢性的肌表生理衰弱证。想以药力改变和恢复生理，必须容许它由量变达到质变，3~5帖汤剂，岂能使生理骤复？即复，也是药力的表现，而不是生理的康复。因之现在每遇表虚自汗证，唯取散剂持续治之，比较长期服用，结果疗效满意。

又蒲老用玉屏风散，白术量每超过黄芪量。考白术是脾胃药而资其健运之品，脾健则运化有权，慢性病注重培本，是关键问题。此方加重白术用量，是有其意义的。回忆在初学医时，读李东垣之《脾胃论》，见好多方剂下都标明"为粗末，每服三四钱"，心窃非之，认为这样小量，能起到治疗作用吗？所以每在临床之际，使用东垣方剂时，却自以为是地把散剂擅改作汤剂用，药量之大，超出原方数倍，这样用，在疗效上固无多大体会。直到近年使用玉屏风散原方后，才知道以前对东垣制方用量的认识不仅不够，而且是错误的。脾胃的慢性病，是由逐渐积累而形成的，是损及了脾胃的生理功能的，病程既久，不是一朝一夕服几剂大量汤药所能医治过来的。由此可知，东垣所制方剂是有其实践基础的。

另外大家熟知岳美中老中医为印尼总统治疗肾衰竭。岳老为苏加诺总统把脉后，突然做出了一个令总统及印尼专家们不可理解的建议——减去总统饮食中的高蛋白食物，以清淡饮食为主。此时从苏加诺总统尿检中可测知，其每日丢失蛋白量高达19g之多，于是按西医理论"丢多少，补多少"的原则，总统的食谱安排的几乎全是高蛋白的食物。现在岳美中先生提出了一个截然相反的饮食建议，能不让对方吃惊么？最终岳老还是说服了对方。最终服药91剂后，做肾造影，发现苏加诺总统左肾结石消失，肾功能基本恢复，这件事被称为"社会主义中国中医学的奇迹。"

山西四大名医之一李翰卿老中医，对心力衰竭的治疗有其独特的认识。李老认为心衰多阳虚，少火能生气，补阳宜小剂，壮火则食气，也很符合诸葛亮所说的比喻。李老认为心力衰竭，从总的方面看是一个心肾阳虚证，所以常用真武汤加人参、杏仁取效。又因本证是一个正虚邪实证，补阳则阴不支，补阴则阳易败，所以用药稍有不慎即会使病情加重。

例如：患者和某，女，35岁，患风湿性心脏病，二尖瓣狭窄，反复咳血20年。2年前在某院手术后出现全心衰竭，至今不但不见改善，反日渐严重。全身浮肿，尿少，呼吸困难，心悸心烦，不得平卧。改请某医以中药治疗。某医查其症见口渴身热，心悸心烦，气短而喘，不得平卧，脉数而结代（注：应称促代脉），诊为心阴亏损。处方：人参10g，麦冬10g，生地10g，天花粉15g，黄连10g，五味子10g，石斛10g，白芍15g，甘草10g。并继续配合服用地高辛等西药。服药后，当夜诸症更加严重，呼吸困难，神色慌张，有欲死之状。邀李老诊视，李老云：患者高度水肿，心悸气短，乃心肾阳虚，水气上逆凌犯心肺之象，危证也，急宜真武汤加减治之。处方：附子1g，白芍1.5g，白术1.5g，人参1g，茯苓1.5g，杏仁1g。次日之晨，诊其浮肿减轻，尿量增多，呼吸困难明显改善。此时因李老公务繁忙，由李老弟子代其诊治，患者家属云："此方量小力微，病情深重，可否改加分量？"前医亦适在其侧，云："兵微将寡，岂能制大敌，不可也。"李老弟子听后亦感颇有道理，乃在原方上加10倍量予之。次日，家属来邀云："诸症加剧，请速前往诊治。"李老询诸症之后，云："此患阴阳大衰，又兼水肿实邪，正虚而邪实。补其阳则阴大伤，而烦躁倍加；补其阴则阳气难支，浮肿短气更甚。其脉一息七至，且有间歇，乃阴不恋阳，阳气欲败，非热盛之实证，亦非阴虚有热之虚证，故治之宜小剂耳。君不知《内经》有'少火生气，壮火食气'乎！此病用药之量稍有不慎，则命在顷刻矣。"李老弟子遵其意，再以原方原量予之。1个月之后，患者呼吸困难大见改善，浮肿消失，并能到户外活动。

以上朱丹溪、刘渡舟、蒲辅周、岳美中、李翰卿等名医大家的实践和医论，与诸葛亮在舌战群儒时的比喻有极其相似之处。刘渡舟先生强调学中医学以致用，对孔明同东吴谋士程德枢所讲的一段话很有感慨，他说："若夫小人之儒，唯务雕虫，专工翰墨，青春作赋，皓发穷经，笔下虽有千言，胸中实无一策……虽日赋万言，亦何取哉？"孔明在这里嘲笑了那些读书虽多，而不成其经济学问，尽管终日吟咏，而于事实无补的人。同样，刘老也认为学习中医最忌纸上谈兵。愿大家实践之。

于此可以看出中医治病的一些道理。有时需要重剂起沉疴，如大剂量运用石膏、熟地、附子等等毒剧猛药；有时则需要重病轻治，四两拨千斤。总要分清虚实轻重，适时而动，全面整体兼顾。

"折戟沉沙铁未销，自将磨洗认前朝。东风不与周郎便，铜雀春深锁二乔。"

每当我们读到唐朝著名诗人杜牧这首佳作时，就情不自禁地联想起赤壁鏖兵中，诸葛孔明"借东风"的神奇故事。"万事俱备，只欠东风"，这已经成为亿万人民群众的口头禅了。

杜牧这位曾经注过《孙子》的诗人，真是看准了赤壁之战的关键。这场大战局势复杂，场面宏阔，影响双方胜负的因素很多，但诗人对这些都没有提及，唯独重笔浓墨，突出东风，可见这次火攻战的成功，与东风关系何等之大。

据《资治通鉴·汉纪五十七》载，黄盖驾船诈降曹操，"时东南风急，盖以十舰最著前，中江举帆，余船以次俱进"。当"去北军二里余，同时发火，火烈风猛，船往如箭，烧尽北船，延及岸上营落"。可见，赤壁之火曾得助于风是确定的历史事实。艺术大师的夸张，就在于他把真实的"东南风"说成是诸葛亮借来的，从而给人以一种生动的启示：指挥员要善于进行战场气象考察。

在现代，各种气象科技的发展，使人类有了呼风唤雨的本领。但在科学技术不发达的古代，人类要驾驭气象似乎只是神话幻想。不过，古代军事家们在生活实践中认识到的那些气象变化规律，还是可以帮助自己去结交"天然盟友"，来完成一定的军事任务的。演义中的"借东风"，颇为耐人寻味。有人说，罗贯中不是在神话诸葛亮吗？什么"曾遇异人，传授奇门遁甲天书，可以呼风唤雨"。他让周瑜在南屏山建一座"七星坛"，由他上坛去"祭风"，这不是历史糟粕吗？的确，作者对这一情节的描写，加入了许多浓厚的封建迷信色彩。但是，我们透过"祭风"这一迷雾，就可以看出诸葛亮到南屏山并非是去借风，而是为了乘机与赵云在约定地点会合，安全离开东吴，这一描写，恰好烘托出了诸葛亮神机妙算的智谋。试想，如果他不以"借风"为口实，独自到江边"施法念咒"，又怎么能从周瑜的牢笼中走脱呢？

那么，诸葛亮是如何知道当时会有"东南大风"到来呢？文艺家们对此做过不少推测。电视连续剧《诸葛亮》中，设计了孔明到江边向渔民做调查的镜头。评书演员袁阔成说三国时，做了这样一番解释：诸葛亮高卧隆中，长期生活在江汉地区，对长江一带的气象变化是非常熟悉的。袁阔成同志的这番解释很有道理，孔明胸有大志，不难想象他躬耕隆中时，必定十分注意考察江汉地区这块兵家必争之地的气象情况。

根据气象学的原理，利用气象韵律，进行数学统计，就可以发现周期性的气象变化。例如"八月十五云遮月，正月十五雪打灯"，就是劳动人民在长期生活实践中，总结出的一句反映气象周期性变化的谚语。

诸葛亮曾长期生活在江汉地区，对这里气象的周期性变化很可能进行过细致的分析和统计。请注意，诸葛亮借风之日，正值冬至时分。按古代节气来讲，"日冬至则一阴下藏，一阳上舒"（《史记·律书》），正是阴阳二气交流的时候，一般会影响到江面风向的转变，这大概就是诸葛亮能"借"来东风的真实原因吧。可见，演义对孔明的神化，是有一定根据的、恰当的夸张。

天时与地利，在古代战争中是影响胜负的两个重要因素，然而这两个因素本身并不带什么倾向性，并不为某一方所固有，也就是说，作战的双方都可以争得和利用。不过，由于人谋的不同，这些自然条件和自然力量，则会改变不偏不倚的态度——对于智高一筹的将军来说，它们却是天然盟友，而对于不明就里的指挥员，它们却会变成不可征服的大敌。因此可以说，得人谋者得天时，得人谋者得地利。

同理，中医从《内经》"虚邪贼风，避之有时"，到五运六气，主动转换不利自然因素，利用自然力量更好地参与中医的治疗，精于中医学的人士一定同意"中医是时间医学"的看法。无论医著《黄帝内经》中有关五运六气的讲解，汉代医圣张仲景所著《伤寒杂病论》六经辨证，还是清代医家吴鞠通所著《温病条辨》等医学经典，无不将时间体现在起病、诊病、治疗、康复等各个方面。如《黄帝内经素问·生气通天论》言："是以春伤于风，邪气留连，乃为洞泄；夏伤于暑，秋为咳疟；秋伤于湿，上逆而咳，发为痿厥；冬伤于寒，春必温病。四时之气，更伤五脏。"《伤寒杂病论》有关太阳病的论述中则有"太阳病欲解时，从巳至未上""阳明病欲解时，从申至戌上""少阳病欲解时，从寅至辰上"，而《温病条辨》中则有"春温""冬温""秋燥""暑温""伏暑"，这些均体现了中医认识疾病、治疗疾病的时间观，也就是说，由于时间不同、气候不同，中医判断疾病的性质、病因、治疗方法等方面均有所不同；而相同的时令气候条件下，不同疾病的起病、诊治则可能相同，也就是通过对时间、气候的判断可以直接帮助判定人体所患何种何类疾病。

大家知道，20 世纪五六十年代，中医大家蒲辅周老中医在治疗乙型脑炎这种传染性疾病的时候，就是从人与自然息息相关的规律中找到了治疗的办法。1956 年，石家庄发生乙脑大流行，病死率达 30%。周总理让人请教蒲辅周老先生，蒲老说可用白虎汤治疗，果然，应用以后临床效果非常好，病死率降到 10% 以下。蒲老治疗 167 例乙脑患者，没有一例死亡。1957 年，北京和唐山地区又发生乙脑流行，医疗人员应用白虎汤治疗效果不佳，卫生部又有人说：今年中医不行了吧。周总理又让他们请教蒲辅周老先生。蒲老说今年气候湿气重，需在白虎汤方里面加一味燥湿的中药——苍术。这样又解决了问题，把病死率从 30% 又降到 10% 以下，治疗效果明显高于其他中医大夫，更高于当年西医治疗乙脑的临床效果。

中医的治疗不仅因时，还因人而宜。50 多年前，受周恩来总理的委托，名老中医蒲辅周先生深入北京各大西医院，治愈了 167 例已经昏迷的乙型脑炎患者，他不是用一个处方或一种药物，而是按照辨证论治的方法，使用了 98 首不同的处方，并根据患者个体的差别，进行了适当加减。当时的某负责人竟然认为患者救活了不能算数，符合统计学原理才能算数，一首方子的治愈率还不到两个患者，这不符合统计学原理，也就是"不符合科学"，据此否定中医治疗乙型脑炎的疗效。50 多年以后，一位文化和经济学者韩德强先生读到这则资料时，不由得发出这样的感慨："用西医的这种机械论方法来领导、评价中医的整体论，如同让幼儿评价成人行为一样，可笑复可叹！"

南郡保卫战，是曹操回许都之前就已预料到的事情。他估计周瑜在赤壁获胜之后，必然会长驱直入，夺取南郡，便在临走之际，留下密计一条，嘱咐守将曹仁危急时方可拆看。事态的发展果然不出曹操所料，赤壁之战刚一结束，周瑜便率大军，攻破彝陵，直逼南郡城下。形势已到了万分紧急的时刻，曹仁连忙拆开曹操留下的密书，照计而行。他令军士在城上遍插旌旗，然后带领人马弃城而出。那周瑜看得真切，见南郡城头"虚捌旌旗，无人守护"，又见对方兵士"腰下各束缚包裹"，自以为曹军已无斗志，不过是在虚布疑阵，准备逃跑，便引军掩杀过去。果然，曹军"皆不入城，望西北而走"。这时，得意忘形的周瑜，见南郡城门大开，未加思索就率兵一拥而入。谁知进城之后，突然"一声梆子响"，城上万箭齐发，"势如骤雨"，吴军"争先入城的，都颠入陷坑内"，周瑜也在乱军中不幸中箭负伤，翻身落马。接着，城内伏兵杀出，城外曹兵又分两路杀回，吴军大败。却说周瑜在南郡城内中箭落马后，被徐盛、丁奉等将舍命相救，才从乱军中捡回了一条命。这一战虽然败得很惨，但周瑜毕竟要比曹仁高明许多，南郡城内之败，对他来说，只不过是医治"骄傲"病症的一服清凉剂而已。他在养伤期间，很快想出了一条智胜曹仁的计策。一天，正当曹仁在寨前骂战时，伤未痊愈的周瑜突然起身下床，不顾众人劝阻，披甲上马，率领数百骑人马冲出寨外，迎战曹军。部将潘璋刚一出马，未及交锋，周瑜在马上"忽大叫一声，口中喷血，坠于马下"。原来这是个欺敌之法。周瑜被诸将抢救回营后，便装起死来了。他令军士皆"挂孝举哀"，然后遣心腹军士前往南郡诈降，散布周瑜"已死"的消息，暗地里却设下了机关。曹仁听到周瑜的"死讯"，信以为真，当晚便率领人马偷偷摸摸前来劫寨，被吴军杀得大败。在撤退途中，又连遭东吴兵马截杀，最后只得放弃南郡，"刺斜而走"，狼狈地"径投襄阳大路"，逃之天天了。

不过，罗贯中的生花之笔，最终还是在于刻画孔明。周瑜、曹仁之间一争一夺，各有胜负，互存长短，到头来都在孔明的掌握之中。且说周瑜杀败曹仁后，得意扬扬，率军直取南郡。不料，当他来到城下时，却见城上"旌旗布满"，大将赵子龙威风凛凛地站立在南郡城头："都督少罪，吾奉军师将令，已取城了。"周瑜大怒，挥军攻城，却被乱箭射下。煞费心机骋疆场，一场辛苦为谁忙。当初，周瑜在起兵攻打南郡时，听说刘备也欲取此城，非常恼火，曾亲自带领兵马，来找刘备交涉。刘备按照孔明的吩咐，答应由周瑜先取南郡，若取不下时，"备必取之"。周瑜一听此话，满口应承，十分高兴，放心大胆地攻打南郡去了。原来，孔明之所以让周瑜先打，是因为对战局的发展早已胸中有数了。他不仅算计到曹操回许都时对南郡必有安排，求胜心切的周瑜必然中计；同时也预料到周瑜吃了败仗一定会对曹仁进行报复。先让他们双方拼杀吧，自己好乘机取利，这就是孔明的妙算。因此，当周、曹双方在南郡激烈争夺时，孔明在一旁持重待机。周瑜、曹仁只顾了当面的敌情，却忘记了在他们背后正站着一位"渔翁"等着取利呢。要说诸葛亮这次能乘虚入南郡，最重要的，还是他对整个战局发展的预见力。一个南郡，三家争夺，各家的策略是什么？局势将会出现什么变化？把这些问题弄清了，自然就会选出最佳对策。孔明夺下南郡后，从守将陈矫身上缴获了曹军调动部队的兵符。他立刻假称南郡告急，用兵符调动荆州、襄阳的曹军火速驰援南郡，与此同时，令关羽、张飞乘虚夺取荆州、襄阳。就这样，刘玄德按照孔明的安排，毫不费力地占了南郡和荆襄，可谓一箭双雕。此举为刘备后来夺取西川，扩大地盘，与曹操、孙权形成鼎足之势，打下了根基，这是孔明在三国鼎立的战略大棋盘上，投下的一颗非常关键的棋子。

调动敌人，是军事指挥的最高艺术。在战争的舞台上，指挥员、谋略家主观能动性的精彩表演，莫过于能够调动敌人而不被敌人所调动。纵观古代战争史，兵家名将调动敌人的办法各式各样。"围魏救赵"，是以攻其必救，歼其救者，来调动敌人；"示之以利，诱敌取之""形之以败，引敌追之"，是用示利、佯动等假象来调动敌人；"逸能劳之""乖其所之"，是我在处于劣势、敌占优势情况下采用的一种调敌之法，等等。总之，调动敌人的方法很多，运用之妙，存乎一心。

《三十六计》中有一计叫"调虎离山"，意思是将有良好阵地依托的敌人，想方设法调离有利的地形条件，由强变弱，再一举歼灭。《三国演义》中，诸葛亮智取荆襄，就巧妙地运用了"调虎离山"计，不过孔明的目标不是"打虎"而是"占山"。利用情报调敌，最重要的是时机和保密。孔明夺得南郡后，乘曹仁还在和周瑜鏖战时，便向荆襄的曹军发出了"调令"，真是抓得紧。倘若时机一过，南郡已失的消息一经传出，再用此法，荆襄守敌就不会上钩了。

智取南郡及后乘机取荆襄，在于诸葛亮能从全局出发，并成功运用了乘虚术和调虎离山战术。英国军事理论家利德尔·哈特在他的《战略论》一书中，总结几千年的战争经验，提出了一个间接路线战略。哈特指出：漫长的迂回道路，常常是达到目的的最短途径。所谓间接路线，即避开敌人所自然期待的进攻或目标。《孙子兵法》称之为"以迂为直"。为什么要取迂这种间接路线，反而能达到直这种最短路线呢？就在于这种迂是虚的，或敌人没有想到的，即乘虚，或用调虎离山等战术人为造成"虚"。这就是中国古代兵家所追求的高境界，要以最小的代价换取最大的胜利。这也是为什么在中国历史长河中，以弱胜强的战例比比皆是，如《三国演义》中的袁曹官渡之战、吴魏赤壁之战、吴蜀彝陵之战等等。然而，克劳塞维茨在《战争论》中分析拿破仑、弗里德里希二世等人的战例，揭示了一个现象——"在目前的欧洲，即使最有才能的统帅，也很难战胜拥有一倍优势兵力的敌军"，这与中西方的思维特点不同是很有关系的。

用药如用兵，中医的治疗在强调整体观念和辨证论治的前提下，对于一种疾患，或一个脏器的病变，把它当成一顽敌，并不是一味地强攻蛮攻，而是要从全身脏腑功能全盘考虑，充分运用脏腑之间的生克制化等关系，运用乘虚术或调虎离山术，换取较大的胜利，尽可能不伤正气，以人为本。中医的许多治法如上病下取、引火归原等即与乘虚术或调虎离山术有诸多相似之处。

对于一个疾病，运用现在的各种高科技仪器，如CT、MRI，以及实验室的手段，得出一个结论，如高血压、糖尿病、肝炎、胃溃疡等等，对于西医来说，已经诊断明确，可以用药了。因为西医的眼睛里只看到的是各项指标，要解决的是局部的病，往往不能从人体整体状态上考虑疾病。孙子兵法提倡"不战而屈人之兵"，那怎么才能做到"不战而屈人之兵"呢？这就需要如诸葛亮智取南郡一般，机智灵活，辨明情势虚实强弱。

一个西医诊断明确的疾病，对于中医治疗来说，还只刚刚开始，因为中医心中还有一个脏腑间的生克制化关系图。

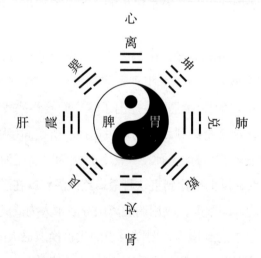

中医学认为，人身是一个小宇宙，人身和宇宙同为一个大气圆运动。在维系人体圆运动的过程中，中医认为人体的小宇宙之中有一中气，以负

责维护和协调人与大自然大气的关系。中气旋转于中央，四气升降于四维，人身小宇宙之气运动常圆，人身即得健康，运动不圆而反常，人身即多疾病。宇宙大气运动失圆而反常，大气之病也，大气病，人气亦病也。大气有病之时，唯中气健旺之人，自己本身运动能圆，然后不随大气之不圆以俱病也。中气如轴，四维如轮。轴运轮行，轮运轴灵。轴则旋转于内，轮则升降于外，此中医的生理也。中医的病理，只是轴不旋转、轮不升降而已。中医的医理，只是运动轴的旋转带动运动轮的升降，与运动轮的升降带动运动轴的旋转而已（《圆运动的古中医学》）。明白了人身气机升降图，对于某一个脏器，或是某一位置出现了问题，中医就要充分了解其生克制化的关系并运用它们的制约关系，调动"敌人"，找出最事半功倍的方法，这在中医就叫作辨证论治。

比如中医有温降高血压一法，就是充分运用乘虚术或调虎离山术的范例。在上八卦图中，心属火，火性炎上；肾属水，水性趋下。火性是向上的，水性是向下的，人之所以活着，就是能使心火下降以温肾水，则肾不寒，使肾水向上以济心阴，则心不热，从而形成水火既济。在自然界就是天气下为雨、地气上为云的风调雨顺现象。而这种维系能力的损害或是下降、减退，人体就会感觉到上面容易上火，如出现口干苦、牙痛、口腔溃疡、心烦、高血压，甚至中风等等一类火气上冲的疾病；下面容易寒，如腿脚冷、生冻疮、痛经、闭经，甚至不孕、水肿肾衰等等一类水气不化的疾病。在中医看来，坎（肾）即四维之一，里面有真阴真阳，由于坎（肾）中真阳虚衰，不能安于本位，于是它们就浮越占据了离（心）之位，表现出了一些离位（心）系统的症状。我们要解离（心）之危，就要调虎离山。要调虎离山，了解到占据离（心）之位的真阳就"人心思归"，要回到坎位的，于是就用坎位的主将真武汤来做主帅，号召离位之人来攻击坎位的敌人（水邪）以保家卫国，最终既解了离位之危，又重建了坎位和平家园，做到不战而屈人之兵。此过程与孔明智取南郡，全盘考虑三方虚实，不是一味强攻，用智不用力极为相似。

兹举伤寒大家陈瑞春温降高血压一例如下。

患者黄某，女，49岁，干部。病者素有高血压病史，血压持续在

170~190/90~110mmHg，屡用复方罗布麻片、利血平、降压灵、复方降压片等药，但血压始终未能降至正常。近半年来，病者感觉精神萎靡，头目眩晕，全身疲惫，身体形寒，比常人怕冷，经常下肢浮肿，小便短少，食欲减退，脉象沉细弱，舌体胖大，舌苔淡白润。综上诸症，病属肺脾气虚，肾阳不足。拟益气补脾、温阳利水为法。处方以真武汤加味。制附片10g，红参6g，茯苓20g，白术10g，白芍10g，生黄芪15g，牛膝10g，灵磁石15g（先煎），生姜3片。每日1剂，试投2剂。服上方2剂后，病者精神明显好转，自谓全身有一种温煦之感，食欲增进，小便量增，浮肿消退，血压150/80mmHg，脉象沉缓有力，舌苔薄白，津液适中。服上药有效，嘱守方再进5剂。5剂后，病者告谓，其病如失，身体清爽，浮肿消尽，饮食正常。脉沉缓有力，舌苔正常，血压135/75mmHg左右，遂嘱停药观察。半年后随访，未服降压药，血压正常。（《陈瑞春论伤寒》）

一般地说，高血压病为肝肾阴虚、肝阳偏亢所致，治疗多以滋水涵木、平肝熄风为法。临床上肾阳不足，水气上凌，则用真武汤温降高血压，较为少见。因为温药可助阳升压，通常可使血压升高，不可妄用。所以，必须精于辨证，掌握阳虚的辨证要点。临床特征应有全身性虚寒，或兼有眩晕、浮肿、便溏等，脉应虚弱，舌苔应白滑，舌质应青淡，如具有上述特征，辨为阳虚是贴切的，用温降是适宜的。临床上用温降高血压，是针对"肾阳不足，水气上凌"的病机，温阳利水，使之阴霾四散，心阳振奋，肾水平持，使失调的阴阳得以平衡，血压自然恢复正常。尽管这种病例极少见，但一旦遇有此种病例，非用温降莫效。

看过《三国演义》的人，一定会记得诸葛亮智算华容道的故事。演义中，曹操虽然熟读兵书，却惯于直线思维，认为"虚则实之""实则虚之"。孔明智算华容道，则用的是"实而实之"的办法，倘如处处照搬，必然又变成失算。说明虚实随时在变化之中，这才符合辩证法。同样，虚实在医学中也是如此。许多患者习惯于直线思维，不知变化，则与治疗目的南辕北辙。中医所说大实有羸状，即真实假虚之证，是说大实之证可能会出现虚假的虚证表现。明代李中梓《医宗必读》所谓"大实有羸状，误补益疾；至虚有盛候，反泻含冤"是经验之谈。辨证论治，必辨虚实。一旦出现"大实"或"至虚"的局面，多为生死存亡之际，辨之尤难。

下面我们来看几段名老中医的治验回忆，可以体会中医在处理虚中有实或实中有虚时，尤需细心诊察，方不致有误。

冯世纶先生讲述胡希恕先生治疗陈慎吾母亲的痢疾一案

"陈慎吾是胡老的好朋友，他自己看不好的病就会请胡老看。有一天陈慎吾的老娘病了，老发烧，好多天了就是好不了。拉痢疾，每天十几次，请别的大夫看了，也没用。后来请了一个大夫，说老人家七八十岁了，要用补药，但是越补越厉害。没办法了，只好请胡老来治疗。胡老诊察以后，发现脉象这样实，舌苔那么黄啊、干啊，发烧一直不退，拉痢疾一天十几次，就对陈慎吾说：'摸摸你妈的肚子。'陈慎吾把他老娘的肚子一摸一按，痛，痛得嗷嗷叫。胡老十分肯定、十分有把握地说：'大承气！'就开一服吧。她吃这个药啊，一服药喝下去以后，拉下了一大盘。不是拉稀吗？当时盛大便的是铁盆子，喝了大承气，她一宿竟拉下这个干粑粑来了，砸得铁盆叮当响，完了就好了。为什么呢？热结旁流么。《伤寒论》321 条不是说了吗，'少阴病，自利清水，色纯青，心下必痛，口干燥者，可下之，宜大承气汤'。虽然拉得是清水，这个清水的颜色十分浑浊，发青黑色，那就是污浊之水了，气味难闻得很呢！这是有燥屎在里面，吃了大承气就下来了。热结旁流，一方面结者自结，流者自流；一方面它结，热得很呢！一方面排出水，往下流，结在中，从旁流出，就起个名字叫'热结旁流'，挺有意思。对于大承气汤证，一定要按按这个腹，尤其心下这个部位。如果实的厉害，人吃的东西也停宿，胃也不消化。这个辨证够细的，所以这地方要留心。"

　　冯世纶先生认为前医的误治是由于缺乏研究六经辨证理论以及对腹证的忽视所造成的。

赵绍琴老中医用大承气汤案回忆

　　有一个病例，就是我的一个老师，这个老师呢，是一个教我汉文的老师，我三四岁他就在我们家里教汉文。家里头单有一个书房，老师给讲书。这话在哪年了呢？就在这个一九四六年，就是那个时候，老先生已经八十七八岁了，都住在东郊，高碑店，发高烧。那时候就知道发烧，大概有二十天左右吧，说是退不了。我就去了，去了一看啊，老师舌苔黄、厚，脉也有力，吃了几服药之后呢，（发）烧减轻，并没有退，大便还没通。舌苔黄、厚、浮黑。当时呢就想用攻泻药，要通腑，可是因为年纪八十七八了，也害怕，不敢（通腑）。同时那个时候呢，我有一个同学陪着我去，我刚要通（腑），他说不行啊，八十多，快九十岁了，一通可就没气了。结果我也害怕，回来我就请教我们瞿老师，那时候瞿老还活着，就是小时候给我讲课的，瞿文楼啊，瞿老大夫。那个时候我就问他，晚上回来说，怎么办。他说必须通，不可以等，你别害怕，你越害怕（不敢通腑），过些日子正气衰了（就没办法了），说必须通。我说用多少大黄？他说最少也得二钱，必须加上二两瓜蒌、枳实，这个时候不能含糊。那么第二天我就去了，去了之后呢我就如法的把这药开了。开了之后，就过了两天，我又去看我们这个老师啊，真不敢去了，因为怕老师这么大岁数再死了。可是我到他们村儿里一看啊，很安静，那时候骑车去的，骑车一直到他们胡同儿那儿，一听没有什么动静，知道我们老师没死。因为他在村里岁数最大，谁都知道他是个秀才么，这个村里最有名的一个文人。结果我去一看啊，老师就乐了，他兄弟就出来接我。他说：你老师好了，说等你半天，知道你今天准来，给你预备好了肉了，请你让你们吃饭。我说怎么好了？他说拉了一个大屎橛子，两尺多。拉完之后汗也出来了，老头儿就躺下睡觉了。他说昨儿个睡了半天，醒了，今儿个好极了，完全好了。所以我们记住了，常常用白虎汤、用承气汤，在壮年人没有什么特殊情况，不是什么稀罕的事；可是老年人，气分弱的人，这个时候是个功夫，用猛了不行，不用还不行。

赵绍琴教授治疗一例重症肌无力并发热案

这是赵老的一段回忆：这儿我再说一个。就是东直门医院，一九六四、六五年的时候，有一个重症肌无力（患者），（患了）重症肌无力呢，经常得吃这个十全大补，他在吃饭的时候还得打上一针新斯的明，要不然头都抬不起来。这时候呢，发高烧了。当时管病房的大夫都害怕，那时候呢，在东直门我主要管教学，管的是门诊，管的是会诊，病房呢是别人管。非请我——因为我（要）到协和会诊啊，每个礼拜去一次——请我去借那个铁肺。我到那儿跟他们办公室一说呢，马上给咱们送来了铁肺。因为他们怕重症肌无力（发）高烧（并发）肺炎，这个肺啊，停呼吸了就，（因此）借这个铁肺。他们头一个给送来了，第二天给那个小铁肺也送来了，好使。可是他们很紧张，患者（发烧）四十度啊，素来就吃党参啊、八珍汤啊，大量补气啊，人都抬不起头来，必须打几针新斯的明。现在怎么办呢？后来就会诊。当时我、董建华，我们两个负责内科啊，请这东直门医院的老大夫都来了。这些老大夫，六十年代的时候，大约得有十几个七十岁左右的老大夫。都主张还得用十全大补，说甘温除大热啊，非得用大量的甘温（药）。说人参得用多少，几两几两，都这么说。当时呢，我就有个想法，因为人家比我岁数大啊，我呢，有个条件，因为当时我在东直门医院是内科，跟董建华两个人负责；第二个条件，我是老大夫组组长，这些六十岁、七十岁的怎么办呢，都弄一个小组，政治学习什么的，我管这个。因为对于老大夫特殊，得照顾啊，这老大夫很难，那么大岁数了，说话啊，别人年轻的他们也不服啊。我当时跟董建华董老师我们就谈，我说这个病怎么还这么治呢？他们就想不到白虎汤吗？他说那你提提，他也没敢提，我就提了。我当时就提出来了，我说这个病啊，我的看法不是这个，他啊，可能，因为我看了脉了，是比较有力了，原先是没有力，身上头上也有汗，口干口渴，我说他不见得像一个虚证。当时我的意见就是，我说假若是虚证，虽然吃了人参、十全大补啊，你说力量小吧，可能好不了，但是必须见轻。用 两人参和用 钱人参，虽然力量有区别，必须是（用药）对了就得见点儿轻。他为什么就不退（烧）？我说我想，可能，我就根据这些理论，我说是白虎汤（证），所以在《温病纵横》写白虎汤时我就写上这个病案了。这个时候叫功夫，谁有能耐这时候说。后来我说这个，当然我提出这么个看法，可能是错的，我说现在我们做个试验，管那个患者的大夫，我说你啊，到化验室，去拿一杯，一大杯，大概得有一百（mL）的凉开水，冰镇的，给他喝，我说现在我们休息一刻钟再开会，看看喝了怎么样。就等于那个大便不通，《伤寒论》的那个，先给小承气汤啊，大承气汤不敢给，先给小承气汤，瞧瞧他转矢气不转矢气。我这先少少给的凉开水，坏不了啊，比石膏力量轻多了。结果呢，这个大夫就用了一杯水，（让患者）喝下去了，说：赵老师，他还想喝呢。我说再拿。到化验室又拿了一杯，一杯很大，大概有一百多 CC 啊。一杯还不行，喝了三杯。（主管大夫）说：赵老师，这时候他困了，他要睡觉。我说让他赶紧躺下睡觉，先让咱们开会。就根据我的理论，根据喝的凉水，喝了三大杯，这么大杯（赵老以手示意），喝了三杯，（一共）大概得有五百 CC 的水，我说假若他是虚热，他喝两口就不喝了，他能够喝了三大杯之后他困了，现在真睡了，我说，我们再看看他，一看睡得很安稳，我说：肯定了，这是白虎汤证。当时我开（方），就是白虎汤。开完了，赶紧熬，熬了喝了，第二天烧退了，全好了。所以说我们在虚热病，或者说慢性病，都认为是虚证的时候，得要看出实的一方面。

以上三例很有代表性，如只看到表面上的"虚"，"泻痢""年老体虚""重症肌无力"什么的，不细细审查、用心思考，就不会发现"大实有羸状，至虚有盛候"的关键，就会成为华容道上的"曹操"，着了"诸葛亮"的道。

用药如用兵，中医认为虚实是会相互转化的，甚至虚中有实、实中有虚，必须有一双慧眼，发现它的伪装，明辨虚实，治疗不能犯"虚虚实实"之诫。

下面我们也可用虚实转化的思路来看看糖尿病、高血压这些常见慢性病的治疗。现代医学公认治疗这些病的方法就是"降糖""降压"。大家习惯于把它们当成一个实证，并且永远是实，因为必须终生服药。从患者的全身情况来看，此类患者的"虚"还是显而易见的。下面是一段公案，可以了解中医，也可对此类问题的治疗提供一些借鉴。

胡适是新文化运动的领袖人物，一生致力于对西方文化的传播，以中医为代表的传统文化自然成为其攻击的对象。然而，天有不测风云，人有旦夕祸福，1920 年，胡适突然生病了。他发现自己吃得多、喝得多、尿也排得多，人却日益消瘦下去。新派人物生病当然要去看西医了，北京协和医院的专家们经过认真诊断之后得出结论：糖尿病晚期，已无药可治，只能回家休养。言下之意，胡适只能回家等死了。西医没有办法，朋友就劝胡适看中医。当时正是学界"科玄论战"的关键期，胡适是科学派的主将，反对的就是像中医这样没有科学依据的"传统"。叫他去看中医，那岂不是主动放倒手中的旗子吗？然而，面子事小，性命事大，胡适最终还是同意了。来给胡适看病的是北京名医陆仲安。中医没西医那样复杂，又是验血，又是验尿，陆仲安只是用手把了把胡适的脉，并询问了一下病情，就从容不迫地说："这个病很好治，吃几服以黄芪为主的汤药就可以了，如果病没好，唯我是问。"被西医判了死刑的胡适将信将疑地喝下了陆仲安开的中药，没想到几个月后症状就消失了。再到协和医院检查，果真是好了！医生们非常惊奇，这怎么可能？谁给胡先生治的病？胡适当下就把实情说了。这件事轰动一时。被新文化运动者认为不科学的中医，偏偏治好了新文化运动名将的病，这令新文化运动者很是尴尬。胡适也觉得很没面子，对此事不置可否。然而，救命之恩是万万不能忘记的，胡适曾在林琴南的一幅画上撰文表达了自己的感激之情。原来，林琴南也受过陆仲安妙手回春的益处，为表示谢意，他亲自作了一幅儒医研究经典的《秋室研经图》送上，上面还题了一篇桐城体的文言文。陆仲安别出心裁地请胡适在上面题字，胡适欣然答应。胡适在画上的题词内容为：

我自去年秋季得病，我的朋友是学西医的，总不能完全治好。后来幸得陆先生诊看，陆先生用黄芪十两、党参六钱，许多人看了摇头吐舌，但我的病现在竟全好了……现在已有人想把黄芪化验出来，看它的成分究竟是什么，何以有这样大的功效。如果化验结果能使世界的医药学者渐渐了解中国医与药的真价值，这不是陆先生的大贡献吗？

民国十年三月三十日　胡适

从胡适的经历，陆仲安先生的处方以黄芪为主，且量很大来看，陆仲安先生并没有认为胡适的病是实证，要降糖，而是虚证，最终取得满意的疗效。《内经》里就有"饮入于胃，游溢精气，上输于脾，脾气散精，上归于肺，通调水道，下输膀胱，水精四布，五经并行"的记载。有人形象地比喻为，血糖就如汽车油箱里的油，中医的脾就如发动机，"脾气散精"，就如同发动机把油通过燃烧转换成动能，而"胰岛素"就是"脾气散精"过程中自然生成的催化剂，由于"脾气散精"的功能失调，不能把油箱的油（血糖）转换为动能，汽车没有力，显现疲软，人体显现乏力，其理相同，所以，总体来说是一个虚，关键是脾虚。所以上例陆仲安用大量黄芪为主的处方，健脾益气，能取得疗效。如反而认为是一个实，是油太多了，就如放掉油箱的油（降糖），不啻南辕北辙。

胡适的经历就是很有代表性的"中医是能治病，但是不科学"的公案，反映出来的问题是，西学者不能从中医理论的整体观如虚实等来看问题，否认中医理论，从"现在已有人想把黄芪化验出来，看它的成分究竟是什么，何以有这样大的功效。如果化验结果能使世界的医药学者渐渐了解中国医与药的真价值，这不是陆先生的大贡献吗"可以看出，中药的有效为西医所承认，也为世界所承认。中药之何以有效，如何运用才有效？在经验上，中医比西医知道得多。西医承认中医有效，可是在临床上真能采用的，少得像凤毛麟角。他们以为运用中药是一种不体面、不漂亮的行为，他们以为一种药物，即使经过彻底分析，把它定性定量，完全明白了它的化学成分、化学公式，还要经过动物试验，推知其在人体上可能发生何种作用后，才敢试用。有些西医明白了这种中药的作用相当于某种西药时，他们还是喜欢舶来的西药。其实这是一种错误的观念。就单味中药来说，现在西医认识也远远不够，这是因为生药药理成分的复杂性还难以为目前西医的药理分析实验方法解决。何况，中医用药以复方为主，至于中医复方，就更是分析方法的大敌。在理论上说，中医复方可以无穷。正如爱因斯坦所说："当一个复杂现象中起作用的因子数目太大时，科学方法在多数情况下就无能为力了"（《爱因斯坦文集》第 3 卷）。

虚实是一个整体的概念，现在糖尿病、高血压等慢性病日益增多，中医有久病多虚之说，而现代医学一成不变地认为是实，并且终生不变、终生服药的观点，不符合虚实可以转化的原则，值得商榷。

在赤壁之战中，周瑜周公瑾保江东孙氏三代基业，立下了汗马功劳，其少年得志，心高气傲，对智谋超群的诸葛亮嫉妒异常，屡次设计陷害，企图借曹操之手或借军令之名杀之，不料诸葛亮反而将计就计，使周瑜次次自食恶果，怒火中烧的周瑜，连遭三气，终于导致毒箭疮伤复裂，坠于马下，长叹数声"既生瑜，何生亮"后气绝身亡。

虽然，周瑜的死与《三国志》等史书记载有很大出入，但小说所反映的情绪对健康有重要影响的描写却是真实的，也许历史长河中确有同样的事、同样的人，即使没有"周瑜"，也可能有"赵瑜""钱瑜""孙瑜"其人。这事呢也符合中医的基本原理，如中医有"百病皆生于郁"之说。胡维勤教授说："现在的健康领域众说纷纭。今天有人说吃素是健康长寿的不二法门，明天就有人找出一批天天吃肉的百岁寿星，的确如此，新疆那边许多人天天吃肉，照样长寿。今天有人说喝酒抽烟不好，影响健康，明天就会有人找出一大批喝酒抽烟的长寿老人。美国一位百岁女性，每天抽一包烟，八十年从未间断过。有人说锻炼总应该是没有争议的健康长寿秘诀了吧，但长寿的季羡林老先生说他的健康秘诀就三个字：不运动！那么，什么才是健康长寿真正的不二法门呢？我认为就是'恬淡虚无''精神内守'。我们见过吃素的人长寿，见过吃肉的人长寿，见过喝酒抽烟的人长寿，见过不爱运动的人长寿……但是，你见过一个斤斤计较、心事重重、杂念丛生、心胸狭窄的人长寿吗？没有，从来就没有。"三气周瑜就是典型例子。

有些患者心理上如果拴上了死结，要解起来就更加困难。郝万山教授讲过一个脚后跟痛的病例，就很有意思。

大约二十多年前，郝万山在法国斯特拉斯堡市上课，一位医生带来一个脚后跟痛的患者，怎么治都治不好。发病经历更是奇怪，她到国外旅游一圈，什么毛病没有，却在回家时离家还有 100 米的地方，开始痛得走不了路了。郝万山看这位患者不像是得了纯粹的身体疾病，便问起她家里都有哪些成员，关系如何，结果这位妇女忍不住哭了。原来，她一家三口和婆婆住在一起，而她非常惧怕见到婆婆，因为婆婆曾说过很多伤害她的话。她怕回这个家，但却不得不回。

"我除了给她开药之外，还给她写了两句话，并让翻译译成法文写在下面，第一句是'解铃还须系铃人，心病还须心药医'，第二句是'宽容他人就等于宽容自己'。"郝万山说。

时间转眼到了 2002 年，郝万山在法国巴黎讲课，这位妇女闻讯竟然专程去找他。她告诉郝万山，她脚后跟痛已经彻底好了，不过并不完全是吃药好的，吃药只可以减痛于一时。原来当年，这位妇女曾对着那两句话反复看，但仍无法释怀。婆婆去世了，她收拾婆婆遗物时，脚后跟还是痛。三年前，她的儿子娶了媳妇，也和她住在一起。她对媳妇新的思维和行为就是看着不顺眼，有一天她对着媳妇就想说一句话，话到嘴边，突然意识到，"这不就是当年婆婆说我的那句话吗"？这时，她一下明白了，当年婆婆说她不是坏心，因为此时她说儿媳妇也没有坏心。自此，她心中的那个结终于打开了，从此脚后跟再也没痛过。"理解这两句话，我整整用了七年时间。"这位妇女说。

所以郝万山在治疗心身性疾病的过程中，除了用药物调节身体素质外，也注重对患者的心理调节。在他的多场健康讲座里，常常提醒人们，学会换位思考，换个角度看问题，或许就可以柳暗花明，峰回路转，放下许多纠结。

下面我们就来说说周瑜同志是怎么死的？

按现在科学的说法，周瑜是死于不良的信息波。曾有一位心理学家描述一个死亡心理的实验。一群心理学研究者，想了解心理对生死的影响，于是将一位死囚捆绑在床上，要他伸出一只手到布幕外。他们事先告知这位囚犯，要以割手腕放血的方式将他处死，当血液流干时他的生命也就会结束。实验进行时，他们用一张纸在他的手腕上割了一下，一阵肌肤之痛让他以为腕动脉已经被割开来了，其实根本没有伤口。他们另外用一支水壶，装满和体温相当的温水，靠近手腕处倾倒，让水流下，使他有正在流血的感觉。床边故意放个金属的水桶，血液滴落在水桶中，会有响声。刚开始水流较大，像是血流如注，让囚犯听到自己的血液大量流出，也听到落在水桶中较大的声音。慢慢的水流变小，声音也变得愈来愈小，让囚犯以为血液快流光了。后来变成一滴一滴，久久才滴一滴来，囚犯听着滴血变慢的声音，竟然以为自己的血液已经流干，结果他真的就死了。这位死囚的身体其实并没有受到真实的伤害，但是他被灌输放血处死的认定，他也相信血流光会死人，听着自己的血液慢慢流光的声音，他完全相信自己正走在死亡的路上，血液流光就会死。血液滴在筒底的声音，伴随着他毫无怀疑的必死认定，这些都是输入囚犯心中的信息，再加上巧妙的安排，使他信以为真，血液完了，他竟然真的自己结束了生命。

何为信息波？信息波何以有此巨大的能量？在此，我们有必要先来了解一下人体的多重结构。陈国镇教授的研究结果认为：生命是一个多重结构的结构体，简单可划分为物质、能量、信息和心智等四个层次，后者涵括所有的前者，重重交织构成肉眼可见的生物体。生命的躯体属于物质的层次，它相当于现代电脑的主机、显示器、键盘、鼠标、打印机以及所有配件等硬件部分，这些都是具象的物质所构成的东西。在地球上凡是可见的生物体，无论微生物、植物或动物，都有属于物质部分的躯体。人类所了解的生命体，最熟悉的就是这个层次。许多的养生和医疗之道，也是根据这个层次的认知所衍生的文明。电脑的硬件需要电能作为动力才能启动和操作，同样，生物体也要有能量的供给才能进行生命的活动，新陈代谢、适应环境、生殖繁衍。可是人类对自身的能量状况所建立起来的生命知识还相当有限，很多的生理机能还未能充分用能量的观念来解释。

电脑有了硬件设备和电能之外，还需要软件的程序指令，指挥它怎么运作，它才能真正启动做事，如果没有软件的引导和指挥，硬件设备再好，也表现不出有效的功能。生物体也是一样，有了躯体和体力之后，还需要许多类似电脑软件一样的程序指令，才能驱动生物的生理和心理，这些程序指令可统称为"信息"。生物体有物质携带的信息，也有能量所携带的信息，还有不以物质和能量为媒介而传递的信息。生物体的物质要有能量的供应才能进行运动或反应，能量要借信息和调变才能纵横驱驰。因此生物体内最丰富也最繁忙的不是物质和能量，而是众多不断奔驰的信息波。在生物体内，信息波远比物质和能量的内涵丰富许多，也更为重要。可是到目前为止，我们对信息波的认识依旧相当陌生，只认为身体严重受伤才会致命，却没有认识到信息波严重犯错误照样会致人于死地。

环境随时给生物体各种特殊的信息波，影响着它们的生理和心理，久而久之就塑造出区域性的特殊生物，从这样的观点来看生物的演化，如物种的生成、转变和生灭，不就很顺理成章吗？外来的信息波影响固然广泛，内在的信息波影响也非常深刻，作用之强烈甚至可以毁掉生命。例如情感失恋或事业失败，当事人内在自我否定的信息波，可以让人伤心到自杀的地步。这些都是社会上常见的事件，只是大家不知道如何解释其病理机转而已。就如上面心理学家描述的实验一样，信息波对生命影响之大，何逊于物质和能量？一个成功的想象，可以使人神采飞扬；反过来，一个失败的想象，则可以使人生气沮丧。这些都是内生性的信息波影响体能的抑扬顿挫。生物躯体的结构，深受上层能量与信息的左右，当能量和信息以优化的状态驱策物质时，生物体就处在协调的健康状况；反之，如果能量和信息呈现劣化的状态时，则生物体不协调，倾向老化、生病和死亡的方向变化。

对生物体的健康而言，能量和信息两层次比物质更重要，尤其是信息的层次，上连心灵，下接能量，它的变动会深刻影响生命的根本。因此调整生物体的信息状态，对于生理机能的调整效果，有些时候远大于调整能量和物质的作用。

比信息更高的层次是心智，这个层次又常被称为心灵。心灵是生物体的主宰，物质、能量、信息都是提供心灵运作的媒介。心灵既能接受和发射信息波，也能创造信息波。心灵正常时，才能创造正常的信息波，对于信息波的接收、发射和处理也才能正常。生物体内有正常的信息波在流转，能量的改变和运转也跟着正常化。物质被能量和信息正确驱策，就表现出健康的生理。相反的，不正常的心灵不仅创造异常的信息波，也无法正确接发和处理信息波，能量和物质的运转必然跟着章法紊乱，生理自然不健康。所以追究身体的疾病，常可追溯到心灵层次的缺陷，心病若是不除，临床上的身病就很难解决。但这个层次现在无法用适当的言语来表达。

生命四个层次的相互关系，都是上层包容和主导着所有下层，即能量包含和驱动物质，信息包含和调变着能量和物质，心灵包含和统帅着信息、能量和物质，如此重重含摄，才构成所谓的生物体，表现出生物各种奇妙而复杂的生命现象。可是到了二十世纪，科学知识和技术的进步是空前的，然而对生命的认知似乎没有因而拓展，相反的，我们的生命观更窄化，比以前更偏重在物质和能量的摄养与改变上，没有注意到生命的多重结构，没有警觉到信息和心灵层次的重要，甚至悍然否定它们的存在，尤其是对于心灵层次，总是避重就轻不去谈论或触碰它，很多人跟着自然科学的唯物观推论，以为生物就是一堆原子和分子构成的实体，既没有信息，也没有心灵这类东西。所以，许多超物质、能量的信息波所呈现的现象，被冠以"反科学"的罪名而加以贬斥。不过，它们确实不在自然科学现在所界定的范围内，信息波所显现的现象规律，无法完全用目前已知的自然科学的原理来理解或规范。

近百余年来，自然科学的发展凌驾于其他文明之上，改善了许多人类的物质生活，繁荣了整个世界。同时，在科学的实验求证下，去除了人类过去许多错误和盲目的认知。也正因为科学的成就如此显赫，如今发展科学，已变成世界各国的主要政策之一，要想国富民强非考虑发展科技不可。科学的实证和逻辑思考，主宰了整个时代的思潮，对于思维模式的广度也便形成了某种无形的约束。凡事都以透过科学实验的量度、验证和逻辑的论证，才能信以为真，否则就是"假"，不可以相信的东西，要彻底摒除，如此的思想和言行，大家互相标榜仿效，也便形成了时尚的科学态度。为了生命的生存与安适，科技受到如此重视原也无可厚非，但人类创造繁荣的物质文明时，不知不觉自己沉湎于物质生活的享受和思维，对大家而言，物质最为真实，于是对于生命和自我的认知变得非常物质化，也就变得相对狭隘了。

对于医学而言，要求以"死的物性"（如有形尸体解剖）来看待和验证"活的灵性"（如无形的经络、气等），正如南怀瑾先生所说："其实，现代所谓的生理学，严格地说，只能称为人体解剖学。否则，便可称它为死理学了！因为现代对人体的生理学，都以解剖人死之后的身体而得到的证明，并非像中国古代从活人的身上求得证据。"由于解剖学的发展，细胞、细菌的发现，西方医学才真正进入了以器官、系统为核心的现代病因病理阶段，在世界范围内被普遍接受。在这种形势下，人们下意识地把现代病因病理作为世界医学的标准，因而在近100多年间对中医学做了不断的重新认识。

中医受中国传统文化思想的影响，甚至很难从中国哲学中分化出来，没有发展出真正的实验医学与解剖学，但也因此形成了对人体的不同认知。"形而上者谓之道，形而下者谓之器"可以概括中西医对人体的不同认知方式。西医从形而下、器的层面，中医从形而上、道的层面来认识。西医是"器"医，以器官的病变为主，可称为器官医；中医是"道"医，以人身全身的状态为主，可称为状态医。

《三国演义》中周瑜的状态，中医称之为肝郁气滞状态。中医认为肝主疏泄，可调畅气机、调畅情志。肝的疏泄功能正常，则气机调畅，气血和调，心情就易于开朗；肝的疏泄功能减退，则肝气郁结，心情易于抑郁，稍受刺激，即抑郁难解；肝的升泄太过，阳气升腾而上，则心情易于急躁，稍有刺激，即易于发怒，这是肝的疏泄对情志的影响。反之，在反复的、持久的情志异常情况下，会影响肝的疏泄功能，进而导致肝气郁结或升泄太过的病理变化。

中医还认为"怒伤肝"，肝火愈伤愈旺后，发怒的频率愈来愈高，本来一星期一次，慢慢进展到两三天一次，最终演变成每天发怒，甚至经常处于怒气充盈的状态。

吴清忠先生对此的描述很形象：想象我们胸中有许多怒气的小瓶子，每一个小瓶子对应着我们周围的一个人，我们经常生气的对象，多数是和自己非常亲近的人。当我们对某一个人有什么不满意，可是又不好意思明说时，就把这点不满意放进了对应这个人的瓶子里。今天放一点，明天又放一点，有一天瓶子放满了，又出现了一件不满意的小事，可是瓶子已经满了。这时你的情绪已经到了"忍无可忍"的地步，于是怒气就发作了。这时不是只把最后的那点不满发作出来，而是把长期点点滴滴放进瓶子里的怒气，一股脑地全倒了出来。对方这时常常会出现一脸的茫然，心想："又没什么大不了的事，以前这种事又不是没出现过，怎么生这么大的气。"我们自己则常常在脾气发作到一半时，已经不记得今天生气的真正原因，只觉得这个人太可恶了。这是大多数人生气的模式，多数情形怒气的发作都是这种"零存整付"的模式。

中国的儒家思想，教导人们温、良、恭、俭、让，忍让成为美德的一种。人和人相处，总会发生摩擦，人多数的中国人从小就被教导要把许多小的不满隐藏起来。"这怎么好意思说，算了"是许多人经常在心里嘀咕的。其实许多小不满，只要适当地沟通，最多小吵两句，就能化解。这种小吵的争执，对肝的伤害会比真正的大怒小得多。充分地沟通，就会把瓶子里的小不满倒掉了。努力避免累积不满，是避免生气造成伤害的最好方法。

工作场所和家庭是大多数人最容易产生怒气的地方，这两个地方的对象都是非常熟悉和亲近的人。最好大家事先沟通好，有小事就直说，建立健康的沟通环境。夫妻之间，更要建立好"床头吵、床尾合"的默契，才能让大家都减少许多怒气的伤害。当无法避免的怒气出现后，无论是发作或隐忍或忽略，肝火都会上升，这时最好能及时做一些疏理，比如按摩肝经的太冲穴和背后膀胱经的肝俞穴，或泡泡热水脚，以疏泄肝气。经常发怒的人，则最好能天天做一些这样的保养工作，避免肝火过度上升，这样不但能降低怒气的伤害，更能减少怒气出现的频率。

什么是中医之肝呢？有关中医肝的问题，关系比较密切的是《伤寒论》

少阳病篇。而疏肝解郁，中医常用柴胡剂。柴胡剂是以大、小柴胡汤及其衍生方为主的一类方剂。小柴胡汤的适应证有以下七大症：口苦、咽干、目眩，往来寒热，胸胁苦满，嘿嘿不欲饮食，心烦喜呕。中医所说的"肝"包括解剖的肝，但中医更强调功能的肝、状态的肝。中医说肝的问题，大多是指肝郁状态。如小柴胡汤证的"嘿嘿"等症状，或是肝火热状态；如大柴胡汤的"郁郁微烦"症状等等。

为了让大家明白，我把中医之肝病比喻为"急张飞"的急躁状态，或是"林黛玉"生闷气的状态，或是《红楼梦》中所说的"无故寻愁觅恨"。"无故"，没有原因的；"寻愁觅恨"，心里讲不出来，烦得很。或是如《西厢记》中说的"花落水流红，闲愁万种，无语怨东风"，没得可怨的了，把东风都要怨一下。"闲愁万种"是什么愁呢？闲来无事在愁。闲愁究竟有多少？有一万种，讲不出来的闲愁有万种。如出现此类状态，在中医来说就是肝病，属肝郁状态，如对肝郁状态不进行处理，那便有可能进一步发展。

中医主张治未病，几千年实践表明（《伤寒论》至今已两千余年），肝郁之时服用柴胡剂可以出现"上焦得通、津液得下、胃气因和"，而使全身达到一个良好的心身和谐状态，从而防病于未然，或是有利于原有疾病的恢复。但遗憾的是，笔者在与患者长期交流过程中发现，许多患者在检查出器质性病变之前，或是慢性病甚至一些绝症之前，大多有过此种状态，只是患者自己不知如何处理，或是不认为其是病态。

中医还认为，妇女由于其独特的生理特点，容易产生肝郁，进而又反过来影响其经、带、胎、产及全身状态，形成恶性循环。妇科疾患大多通过对肝经的治疗而取效，故中医历来有"肝为女子之先天"的说法。中医治肝之法就如佛家的《金刚经》一样，能达到"应无所住而生其心"的效果，能疏通人体无形的结。所以，肝为女子之先天，疏肝解郁就是中医妇科第一秘密。

中医肝的特点是喜条达，不喜欢被压抑和束缚，如长期或一段时间情志不遂，就会出现不同程度的肝气郁滞，简称肝郁。那么在肝经循行所经过的地方，如胸胁、乳房、少腹等部位就容易出现肝气运行受阻而发生停滞的现象，这个就是佛家所说的"因"。所以《金刚经》说要"应无所住而生其心"，疏通人体这个无形的结。如不能有效疏通心结，长此以往，就会产生有形的"果"。这个果可能是现在妇女常见的乳腺增生性疾病，或是子宫增生性疾病，或是妇科肿瘤等等。中医几千年的实践经验表明，只要疏肝解郁消除了"因"，则妇科多种疾患这些"果"很多将不治而愈。

然而，中医所取得的神奇疗效，西医从物质层次上认知却不易理解。古人说格物致知，"知"通"智"，就是说不能只停留在物质层次上来治病，而应该上升到信息层次或更高层次，才能有智慧，也才能理解中医。

《黄帝内经》说："肝者，将军之官，谋虑出焉"。朱进忠老中医认为，中医之肝不仅仅如一些注家所说，是一个调节精神情志的器官，还有如将军样的抵御外邪功能和生化气血、宣通脏腑气机、调理三焦水道、调和营卫表里、促进脾胃运化等作用。所以，认识中医之肝，顺应中医肝之性，就等于有一个将军在保护自己。

《三国演义》中曹操与马超决战于潼关，曹操初战失利，急于速胜的马超为一举灭曹，竟然接连不断地从西凉调兵，真有点孤注一掷了。曹营将士见西凉兵源源而来，心中不免有些惊慌。然而，曹操非但没有惊慌失措，反而"每闻贼加兵添众，则有喜色"。当他听说马超援兵愈增愈多时，甚至"就于帐中设宴作贺"，弄得手下将士谁都不解其意。

马超增兵，曹操为何反倒喜形于色呢？直到潼关大捷之后，曹操才解开这个"谜"。他对众将说："关中边远，若贼各依险阻，征之非一二年不可平复。今皆来一处，其众虽多，人心不一，易于离间，一举可灭，吾故喜也。"众将听后心服口服，称赞不已。

俗话说：明枪易躲，暗箭难防。事实证明，指挥员敏锐的洞察力要比一般战术方法更有价值。曹操不愧是一位久经沙场的统帅，他深知马超增兵是把自己置于"明枪"的位置，那就非自己的敌手，当然多多益善了；若马超居于"暗箭"的位置，据险而守，西凉地理条件恶劣，则征伐不易，非一二年不能平复，耗时费力，故曹操每见马超增兵，必喜形于色。小时候看《湘西剿匪记》一类的电影，里面描述的土匪之所以难剿，就因为他们都躲在山洞里，据险而守，处于"暗箭"的位置。

中医认为脏为阴，腑为阳，阴证难治，阳证易愈。中医把邪气由脏引出腑，或者是把邪气由"暗箭"的位置转为"明枪"，这种处置方法称之为转阳法。

上大学时曾听老师讲云南某老中医的一则病例。一位患暗疮多年的患者，疮疡凹陷，长期运用各种清热解毒药，久治不愈。老中医给他开了两剂补中益气汤，结果吃完药后，患者全身满是疮疡，大为不满，后又经老中医予两剂荆防败毒散，多年暗疮即愈。

赵绍琴教授曾治疗一例流行性腮腺炎患者，用的是宣阳和络法。尤奇者，赵老嘱患者热敷两侧腮腺，每日早午晚各30分钟，并嘱患者"药后肿势大作"。其后果如其言，患者及家属并未着急，仍热敷以助通络，内外合治，很快肿势全消，诸症皆去。此与现代医学之冷敷法正相反，其理颇深。周凤梧老中医曾强调：西医用冰囊冰敷降温这一招，在中医看来更不对头，因为这可使热无出路，迫邪内陷，造恶化之局。但好多人想不通。

特别是在危重病、疑难病的治疗中，转阳法尤为重要。近代大家恽铁樵指出，在少阴病重症的急治中用附子，会出现"中阴溜腑"的现象，就是转阳法运用的成功现象。用附子回阳之后，原来的阴证转而出现舌干、恶热、面赤、谵语、数日甚至十余日不大便等症状，原阴寒重症一变而为腑实之阳证。盖阴证用附子，所以引病从阴转阳，阴为脏，阳为腑，故曰"中阴溜腑"。

在疑难病的治疗中，会出现大便或小便次数增多的现象，这也可视为转阳法的一种表现。《伤寒论》278条说"太阴当发身黄，若小便自利者，不能发黄；至七八日，虽暴烦下利日十余行，必自止，以脾家实，腐秽当去故也"，这就是正气充足了，邪就可排于外。所以善治肿瘤的王三虎教授说：明明我们没有开拉肚子的药，但是患者服用后出现拉肚子的现象，拉得好！张仲景说"虽暴烦下利日十余行，必自止，以脾家实，腐秽当去故也"，是因为脾气功能恢复了，使潴留已久的痰浊邪实从大便而出，当然有时是从大便排出来的，有时则是从小便而排，不能一概而论。早年笔者曾治一脉管炎患者，用大剂量附片为主的汤药后，患者曾出现大小便异常增多，多则一天几十次，但病情却越来越好，最终治愈。

服中药后会出现一些暂时的不适反应，有的反应属药不对证，有的反应称为瞑眩反应，也可以理解为一种转阳法。《皇汉医学丛书》中指出："《尚书》曰：若药不瞑眩，厥疾不瘳，是为前人未发之真理，而亦医者、病者所信服之金玉良言也。中医方剂服用后，往往其反应有不预期之不快症状出现，是即称为瞑眩者也。因呈此等症状时误认为中毒症状而疑惧者，不乏其人，其实似是而非之甚者也。若为中毒症状，则理当随服药之后而益增恶。瞑眩者，不过为药剂之反应现象，其症状为一时性，片刻后此等症状固即消灭，而本病亦脱然痊愈矣。""服用后往往发现种种瞑眩症状，是不外因病的细胞藉有力药剂之援助奋然蹶起，而欲驱逐病毒之作用之反照也。则此症状之发现，当为中医方剂治疗实为原因疗法之佐证。"西医学治疗唯指标论，奉行指标升高病情就恶化，指标下降病情就好转，给人有一种机械唯物论的感觉。而在中医辨证看来，指标升高未必全是病情加重的象征，有时也可能是转阳法成功的表现。对于疾病的治疗，我们不能总以近期指标来衡量治疗的成败，而更应该以远期患者的生活质量改善和提高为准。

被中医界称为"郑火神"的清代名医郑钦安在《医法圆通》一书中有"服药须知"一节，其中说道："大凡阳虚阴盛之人，满身纯阴，虽现一切证形，如气喘气短，痰多咳嗽，不食嗜卧，面白唇青，午后、夜间发热，咽痛，腹痛泄泻，无故目赤，牙疼，腰痛膝冷，足软手弱，声低息微，脉时大时劲，或浮或空，或沉或细，种种不一。皆宜扶阳，驱逐阴邪，阳旺阴消，邪尽正复，方可予扶阳之品。但初服辛温，有胸中烦躁者，有昏死一二时者，有鼻血出者，有满口起泡者，有喉干痛、目赤者，此是阳药运行，阴邪化去，从上窍而出也。以不思冷水吃为准，即吃一二口冷水，皆无妨。服辛浊温四五剂或七八剂，忽咳嗽痰多，日夜不辍，此是肺胃之阴邪从上出也，切不可清润。服辛温十余剂后，忽然周身面目浮肿，或发现斑点，痛痒异常，或汗出，此是阳药运行，阴邪化去，从七窍而出也，以饮食渐加为准。服辛温十余剂，或二十余剂，或腹痛泄泻，此是阳药运行，阴邪化去，从下窍而出也。但人必困倦数日，饮食懒餐，三五日自已。其中尚有辛温回阳，而周身反见大痛大热者，阴陷于内，得阳运而外解也，半日即愈。

凡服此等热药，总要服至周身、腹中发热难安时，然后与以一剂滋阴，此乃全身阴邪化去，真阳已复，即与以一剂滋阴之品，以敛其所复之阳，阳得阴敛，而阳有所依，自然互根相济，而体健身轻矣。虽然邪之情形万变莫测，以上所论，不过略陈大意耳，学者须知。"

郑氏所说各种情况，是转阳法的最好注解，也是中西医思维一大不同点。在《吴佩衡医案》《范中林六经辨证医案》可以看到相关的病案，在后面的章节将详细介绍。唐步祺阐释郑氏所说，认为确实是他书没有谈到的重要经验。此类诸种情况，唐氏都曾亲身见过，即以郑氏所说，一一向病者及其家属善为解释，以坚定其信心，因而治愈者不少。这是业医者除用药治病外的另一种功夫，颇为重要。

　　《三国演义》第六十七回"曹操平定汉中地，张辽威震逍遥津"中写到：张辽为失了皖城，回到合肥，心中愁闷。忽曹操差薛悌送木匣一个，上有操封，傍书云："贼来乃发。"是日报说孙权自引十万大军，来攻合肥，张辽便开匣观之，内书云："若孙权至，张、李二将军出战，乐将军守城。"张辽将教帖与李典、乐进观之。乐进曰："将军之意若何？"张辽曰："主公远征在外，吴兵以为破我必矣。今可发兵出迎，奋力与战，折其锋锐，以安众心，然后可守也。"李典素与张辽不睦，闻辽此言，默然不答。乐进见李典不语，便道："贼众我寡，难以迎敌，不如坚守。"张辽曰："公等皆是私意，不顾公事。吾今自出迎敌，决一死战。"便教左右备马。李典慨然而起曰："将军如此，典岂敢以私憾而忘公事乎？愿听指挥。"张辽大喜曰："既曼成肯相助，来日引一军于逍遥津北埋伏，待吴兵杀过来，可先断小师桥，吾与乐文谦击之。"李典领命，自去点军埋伏。

　　却说孙权令吕蒙、甘宁为前队，自与凌统居中，其余诸将陆续进发，望合肥杀来。吕蒙、甘宁前队兵进，正与乐进相迎。甘宁出马与乐进交锋，战不数合，乐进诈败而走。甘宁招呼吕蒙一齐引军赶去。孙权在第二队，听得前军得胜，催兵行至逍遥津北，忽闻连珠炮响，左边张辽一军杀来，右边李典一军杀来。孙权大惊，急令人唤吕蒙、甘宁回救时，张辽兵已到。凌统手下，止有三百余骑，当不得曹军势如山倒。凌统大呼曰："主公何不速渡小师桥！"言未毕，张辽引二千余骑，当先杀至。凌统翻身死战。孙权纵马上桥，桥南已折丈余，并无一片板。孙权惊得手足无措。牙将谷利大呼曰："主公可约马退后，再放马向前，跳过桥去。"孙权收回马来有三丈余远，然后纵辔加鞭，那马一跳飞过桥南。后人有诗曰：

的卢当日跳檀溪，又见吴侯败合肥。退后着鞭驰骏骑，逍遥津上玉龙飞。

孙权跳过桥南，徐盛、董袭驾舟相迎。凌统、谷利抵住张辽，甘宁、吕蒙引军回救，却被乐进从后追来，李典又截住厮杀，吴兵折了大半。凌统所领三百余人，尽被杀死。统身中数枪，杀到桥边，桥已折断，绕河而逃。孙权在舟中望见，急令董袭棹舟接之，乃得渡回。吕蒙、甘宁皆死命逃过河南。这一阵杀得江南人人害怕；闻张辽大名，小儿也不敢夜啼。

据《演义》讲，孙权拿下皖城之后，便乘势直逼合肥。而张辽、李典、乐进由于平时"皆素不睦"，在讨论破敌决策时意见不一。此刻，形势异常紧张，合肥危在旦夕。就在这节骨眼上，曹操忽然遣薛悌从汉中送来一个木匣，上面写着"贼来乃发"。在密匣的来书中，曹操对合肥的防御作战做了具体的安排，指出"若孙权至，张、李二将军出战，乐将军守城"，由此才引出了三将军同心协力守合肥、张辽威震逍遥津这场雄壮的战争活剧。

按理说，曹操饱读兵书，深知"将在外，君命有所不受"的用兵思想。他远在汉中，不必对合肥作战安排得这样具体。但曹操是个善于从实际出发的统帅，他不仅了解张辽、李典、乐进平时互有隔阂，而且对这三位将军的作战能力、用兵特点及性格修养都了如指掌。所以，预料到大敌当前，三将军难以形成统一的决策，更无法互相协同，发挥他们各自的特长。一个密匣送到，上述问题迎刃而解。这正体现了曹操"运筹帷幄之中，决胜千里之外"的能力。

在这里，《演义》对张、李、乐三个人物的性格做了栩栩如生的描绘。拆开密匣后，张辽坚决执行曹操以攻为守的指令，提出自己亲自出击，"决一死战"，表现出宽广的胸怀、豪迈的气概。李典起初沉默，后被张辽的行为所感动，表示"愿听指挥"，放弃私怨。而乐进本来是个模棱两可的角色，他对张辽、李典都不敢得罪，并有点怯战的思想。由于张辽的积极主动，使三人之间由"素皆不睦"变成了团结对敌。罗贯中以他的生花妙笔，艺术地刻画了三个人物的不同性格特点，同时，也从侧面反映出了曹操对自己部将的深刻了解。

面对突发危急情况，三员大将同心协力，奋力死战，结果能以弱胜强，使敌人胆寒，达到以攻为守的目的，等到援军的到来。用药如用兵，有些方剂的组合与此也有着相似之处。如清瘟败毒饮是清代乾隆年间江淮瘟疫大流行时，著名医家余师愚氏针对疫疹热毒侵入营血化燥，三焦相火亢极之证而创造的方剂，载于其所著《疫疹一得》中。余氏此方组成甚有见地，综合了大剂白虎汤、犀角地黄汤和黄连解毒汤三方的药物加减，故具有石膏知母汤大清气分热、泻肺胃热邪的作用，犀角地黄汤清热凉血、解毒化斑消瘀的作用，以及黄连解毒汤泻火解毒等作用。如同"三员大将"，面对瘟疫重症这种突发危急情况，同心协力，奋勇杀敌。因此，《温热经纬》在论述本方时说："此十二经泄火之药也……重用石膏，直入胃经，使其敷布于十二经，以退其淫热；佐以黄连、犀角、黄芩，泄心肺之火于上焦；丹皮、栀子、赤芍，泄肝经之火；连翘、玄参，解散浮游之火；生地、知母，抑阳扶阴，泄其亢甚之火，而救欲绝之水……此大寒解毒之剂，重用石膏，则甚者先平，而诸经之火自无不安矣。"

米伯让老中医在行医 50 余年中，对一些温毒侵入营血化燥，三焦相火亢极之证，运用此方常见效验。并发现此方不仅对时疫疗效显著，且对不同病因引起的急危重证患者亦同样奏效。对于流行性出血热、流行性乙型脑炎、急性黄色肝萎缩并发胆囊炎、斑疹伤寒、流行性出血热并发脑水肿、蛛网膜下腔出血、烧伤继发败血症等危急重症病，其致病因素各不同，先生用清瘟败毒饮皆获效。今从先生的病案中，略选两例，以学习先辈医家的经验。

一、瘟毒发斑气血两燔水肿证（流行性出血热三期合病重危证）

李某，男，34岁。省农林厅干部。于1957年秋季患流行性出血热住西安市第二人民医院。该院诊断为流行性出血热三期（发热、低血压、少尿），病情危重，经抢救不见好转。该院即组织抢救小组，延请西医专家会诊抢救，治疗10日未见好转。复转寄希望于中医药治疗，试图挽救于万一。该院老中医纪筱楼先生诊治亦未见效，急请先生会诊，同行前往者有西安医学院第二附属医院内科主任李景轼教授。

诊视患者卧床，全身高度水肿，神志不清，双目球结膜水肿突出，如蟹睛状，及两颊皆血肿，无法看出舌苔，问不能答语，遍体布满手掌大出血斑及搔抓样血斑，小便量极少，为血尿，如红广告色，两手三部脉及两足趺阳脉均按不见，此乃高度水肿所致。

会诊讨论时，在座者皆感对此病束手无策，唯希望寄于中医治疗，以观后效。先生分析病情，当为急性传染病导致发展之严重阶段，系中医瘟病中之一种。此乃瘟毒侵入营血化燥，三焦相火亢极，导致气血两燔，迫血妄行，外溢于皮肤，内溢于脏腑，耗津尿少，以致三焦水道失调，不能排出而症见全身水肿，上而热扰神明，故神错谵语。观其危证，先生拟用余师愚清瘟败毒饮加木通。

犀角10.5g（锉末），生地35g，赤芍17.5g，丹皮17.5g，生石膏70g（先煎），知母28g，甘草17.5g，黄连10.5g，黄芩10.5g，栀子14g，连翘17.5g，玄参35g，桔梗10.5g，竹叶10.5g，木通17.5g

加水800mL，煎煮40分钟，过滤出300mL，煎3次，共为800mL，每服200mL。

该方清热解毒，凉血散血，清气养阴，通调水道，利尿消肿。先服1剂，无不良反应，继服2剂。严密观察病情变化，依据变化再约会诊。

当时该院纪筱楼先生阅此方云："我曾用中药无效，平生亦未见过此种凶危重证，米先生用此方可谓背水一战。"李景轼教授云："此方若能挽救病证，即为中医药治疗出血热病打开了治疗大门（此语均见载于病历）。"当时先生对此证转危为安，亦尚不敢自信。

三日后该院又请先生会诊，李景轼教授仍同行。该院科主任及诸医师皆喜告先生曰："患者服药后病情好转。"先生见患者神志清醒，能应答，全身水肿消退，遍体大片血斑皆有收敛，并能进食，脉可摸见，为沉细滑数。先生观其脉证，指出病证虽见好转，但余热未清，血未得宁，火气未得平静，仍用原方递减服用 3 剂。先减犀角地黄汤，次减黄连解毒汤之黄连，服用 1 剂，再减去白虎汤，改服知柏地黄汤调理，以达补肾滋阴、健脾和胃、滋阴制阳之功效。并嘱食以大、小米稀粥以保胃气。

三日后李景轼教授向该院电话询问患者情况，并谓再约米先生去看看患者恢复如何，该院即来车接先生与李教授前往。先生观患者诸证已消失，并已下床活动，甚为欣慰，即告辞返回。他们在路上说："现在病人用中医药治好了，生命救下了，我们主动地跑几次亦值得，很有收获。"此患者随访 10 年，未见复发。

二、烧伤血胰中毒高热耗阴证（烧伤并发败血症）

李某，男，46 岁，干部。于 1978 年因烧伤继发感染，住陕西省中医研究所外科病房，经治数日，高热不退，该科李景霞医师邀先生会诊，协助治疗。

患者卧床，高热不退，呻吟不已，烦躁不安，皮肤烧伤如手掌大数处，伤处涂抹药膏，口唇干口渴，舌苔黄燥、质红绛，脉洪滑弦数，小便少，大便 3 日未解。先生分析其病情，认为高热数日不退，乃皮肤灼伤，热毒内攻，侵入营血，热盛伤阴之故，法当内外皆治。内服清热解毒、凉血散血、泄火救阴之清瘟败毒饮加生大黄 1 剂。

犀角 10.5g，生地 35g，赤芍 17.5g，丹皮 17.5g，生石膏 70g，知母 28g，黄连 10.5g，黄芩 10.5g，焦栀子 14g，连翘 17.5g，玄参 35g，桔梗 10.5g，竹叶 10.5g，甘草 17.5g，生大黄 10.5g

加水煎 3 次，共量 800mL，每服 200mL，6 小时 1 次，以观后效。外用先生自制之黄瓜液涂烧伤部位，以愈为度（现无此药，可暂用生肌玉红膏外涂，以愈为度，注意预防感染）。

2 日后，李景霞医师告诉先生，患者服药 1 剂，高热即退，并赞说："看来还是老人家有经验。高热我们几天都退不下，米老一剂药热就退了。中药还是好。"

在治疗过程中，米老强调几点。

第一，用量要足。米老认为，余氏之方，组成合理，量味严谨，毋须添足，若要加减，定要有度，因本方皆用于抢救急危重病患者，一旦加减不当，其后果不堪设想。一方之功效，用量是关键，根据先生多年临证之经验，方剂用量皆取余氏原方的中剂量，先生认为，中剂即可药到病除。因余氏方中之药，多为清热泻火、清热凉血、清热燥湿、清热解毒之类，性味皆苦寒，若用大剂量，一旦病机掌握不当，即可造成过寒而损伤人体之阳气，导致病情极度恶化，甚至无法救治。纵观先生病案 9 则中方剂之用量，生石膏皆为 70g，犀角皆用 10.5g（与余氏中剂量相同），生地皆为 35g（与余氏大剂量相同），不同之处是玄参 35g，赤芍 17.5g，甘草 17.5g。且米老告诫学生，若低于以上用量，临证则难以取效。

第二，注重煎服法。先生认为，方药的煎服方法正确与否，是直接影响临床疗效好坏的主要因素之一。依据先生的实践经验，本方每剂加水不得少于 800mL，并必先煎犀角、生石膏 20 分钟，再入诸药慢火煎煮 40 分钟，过滤出 300mL。连煎 3 次，除去沉淀药渣，共量为 800mL。每 6 小时取 200mL，一日夜分 4 次服完，以维持药物有效成分在人体血液内的浓度而达抗病之作用。只有这样，才能取得显著疗效。否则，不说明煎服方法，别人重复实践则难以取效。

以上两条显示重剂起沉疴的思想，对于危急重症，必须大剂量，而且必须保证药力持续。米老先生告诫学生说：清瘟败毒饮是背水一战之方剂，若辨证明确，用之得当，不失时机，即可转危为安，否则，可使病情恶化而致死亡。就如三员大将面对强敌必须奋力迎敌一样。

第三，活用递减法。灵活使用递减法，是米老多年运用清瘟败毒饮方总结的经验之一。米老常道，古方只有会用、活用，才能在临证遣方用药时有所创新，提高疗效。先生使用递减法，就是对服用清瘟败毒饮之后见热退神清者，方中可减去犀角一味（一是中病即止，二是由于犀角药材本身短缺，三是减少患者的经济负担），继服 2 剂后，再减去黄连等苦寒败胃之药，以达祛邪而不伤胃之目的。此即中病即止，"无不过，无太及"之义。

第四，注意补后天。注意补后天是先生针对急危重证后期恢复而采用的有力措施，亦是扶正祛邪的一种辅助疗法。因脾为后天之本，胃为水谷之海，脾胃乃气血生化之源，脾胃虚弱则化源不足，机体无力抗邪外出。又急危重症患者后期皆出现严重的津液亏损，元气大衰，若调理不当，易致死灰复燃，其后果不堪设想。正如吴又可所云："时疫愈后，调理之剂投之不当，莫如静养、节饮食为第一。"若邪去正虚，余症不除，不得已乃药之。综观先生所治病例，善后治疗气阴两虚，余热未尽，予益气养阴之竹叶石膏汤、生脉散、麦味地黄汤；脾胃虚弱，予健脾养胃之六君子汤及大、小米粥之类调理，均获痊愈。反映了先生临证始终贯穿"存津液，保胃气"和"扶正祛邪"这一治疗中心思想。

此两条，强调辨证用药，即"临敌灵活用兵"的思想。

米老清瘟败毒饮屡用屡验，一是立治病救人之志；二是具有丰富的临证经验；三是坚信中医能治愈急危重症之信条；四是善于借鉴前人经验，勇于实践，不断探索古方今用之思路；五是严守"辨证求因，审因立法，分清主次，依法选方，加减有度"的治疗原则。

第十三回
智激老黄忠——正向激励燃斗志

　　在《三国演义》中，老黄忠是不服老的英雄，就怕别人说他老，不能上战场。当初入川攻打雒城时，只因魏延说他老，老黄忠便怒气冲天，提刀要和魏延比试武艺。诸葛亮深知黄忠这一性格特点，在关键时候成功运用"激将法"，最大限度地发挥黄忠的潜力。例如，在刘备夺取汉中的行动中，诸葛亮就曾连续两次使用激将法，调动老黄忠智计破敌的积极性，使这位年近七十的老将军立下了汗马功劳。

　　诸葛亮第一次激黄忠，是在曹军将领张郃率重兵攻打葭萌关时。守关将领抵挡不住，连忙向成都告急。演义中写道：

　　玄德闻知，计军师商议。孔明聚众将于堂上，问曰："今葭萌关紧急，必须阆中取翼德，方可退张郃也。"法正曰："今翼德兵屯瓦口，镇守阆中，亦是紧要之地，不可取回。帐中诸将内选一人去破张郃。"孔明笑曰："张郃乃魏之名将，非等闲可及。除非翼德，无人可当。"忽一人厉声而出曰："军师何轻视众人耶！吾虽不才，愿斩张郃首级，献于麾下"。众视之，乃老将黄忠也。孔明曰："汉升虽勇，怎奈年老，恐非张郃对手。"忠听了，白发倒竖而言曰："某虽老，两臂尚开三石之弓，浑身还有千斤之力，岂不足敌张郃匹夫耶？"孔明曰："将军年近七十，如何不老？"忠趋步下堂，取架上大刀，轮动如飞；壁上硬弓，连拽折两张。孔明曰："将军要去，谁为副将？"忠曰："老将严颜，可同我去。但有疏虞，先纳下这白头。"玄德大喜，即时令严颜、黄忠去与张郃交战。果然，老黄忠经诸葛亮这一"激"，精神抖擞，斗志昂扬，与老严颜二人默契配合，把进攻葭萌关的曹军杀得大败，并一举夺取了曹操在汉中囤积粮草的战略要地——天荡山。

诸葛亮第二次激黄忠，是在老黄忠夺取天荡山后，奉玄德之命要去攻打定军山。这时诸葛亮又说了，定军山守将夏侯渊非张郃可比也，他"深通韬略，善晓兵机"，只有荆州的关云长方可敌之。黄忠听后奋然提出，这次攻打定军山不用副将，只将本部三千人去，立斩夏侯渊首级。孔明是再三不容，但黄忠是坚持要去。于是诸葛亮派法正作为监军随同黄忠一同前去。结果，老黄忠在法正的协助下，计斩夏侯渊，又乘胜夺取了定军山。

这两个关于老黄忠的小故事告诉我们，人的潜能是巨大的，如能善加引导，有时甚至可以完成一些看似不可能完成的任务，甚至会创造奇迹。在战争中，激将法运用得当，可以振奋将领、部属、士卒的杀敌激情。克劳塞维茨说过，每个军人都具有强烈的荣誉感和英雄主义精神。这种荣誉感和英雄主义精神一旦爆发出来，就会变成不可阻挡的力量。激将法正是冲撞这种激情之火的燧石，引爆杀敌勇气的导火索。《孙子兵法》云："三军可夺气，将军可夺心。"即说三军的士气可以遭受到挫败，将军的决心可以被动摇，这是因为战争的对象始终是人。克劳塞维茨在《战争论》中说："在军事艺术中，数学上所谓的绝对值根本就没有存在的基础。""虽然人的理智总是喜欢追求明确和肯定，可是人的感情却往往向往不肯定。""军事艺术是同活的对象和精神力量打交道，因此，在任何地方都达不到绝对的肯定，战争中到处都是偶然性活动的天地。"战争中得到的情报，很大一部分是互相矛盾的，更多的是假的，绝大部分是相当不确实的。而且人们的胆怯使情报的虚假性和不真实性变得更大了。通常，人们容易相信坏的，不容易相信好的，而且容易把坏的做某些夸大。以这种方式传来的危险的消息尽管会像海浪一样消失下去，但也会像海浪一样没有任何明显的原因就常常重新出现。指挥官必须坚持自己的信念，像屹立在海中的岩石一样，经得起海浪的冲击，而要做到这一点是不容易的。任何理论一接触精神因素，困难就无限增多，中医学与兵学的对象都是人，都涉及精神因素。而西方医学大多只研究肉体的现象，把人当作机器来理解疾病。正如南怀瑾先生所说："其实，现代所谓的生理学，严格地说，只能称为人体解剖学。否则，便可称它为死理学了！因为现代对人体的生理学，都以解剖人死之后的身体而得到的证明，并非像中国古代，从活人的身上求得证据。"考虑到精神因素，就不难理解为什么有的人被诊为癌症，被告知三个月会死，有的人就会如魔咒般地死去。而现实生活中，许多患者，特别是慢性病、疑难病患者，大多背上了沉重的精神负担，悲观焦虑、精神抑郁、悲哀的、冷漠的心境，情绪低落、意志脆弱并减退，有的常常还有侥幸心理，希望能找到单验方而绝处逢生，因此而轻信虚假广告宣传而又屡屡上当受骗，由于四处求治无果而疑云重重，常常困执，甚至偏激……中医讲究动态的辨证论治，如前所述证可以理解为状态病并且被西医学所忽视，中医往往通过对状态的调整治疗，使许多西医难治和不治的器官病获得不可思议的疗效。大量的临床事实证明，通过中医的辨证治疗，患者往往更乐观、开朗，心情舒畅，意志力强，更能积极有效地配合治疗，预后都较好。这反而被反中医人士讥为"精神慰藉，贪天之功"。

古代杰出的兵家们都善于运用各种方法提高士气，或威严，或身先士卒，或善待士卒等等。如孙武斩杀吴王宠姬，吴起为士兵吸疮，韩信背水列阵，项羽破釜沉舟……都能使兵将们士气高昂，战斗力大增，从将帅到士兵都抱有必胜的信心，在许多情况下可以以弱胜强。如将帅到士兵在战前就有败退之心，那后果可想而知。正如电视剧《亮剑》里李云龙所说：兵熊熊一个，将熊熊一窝。要敢于亮剑。对于疑难疾患，甚至绝症，一定要给患者以战胜疾患的信心和决心，才会有生机。如在肿瘤治疗中，有的医生一开始就给患者癌症必死的暗示，没有给他们一点点生机，是不可取的。对于如类风湿关节炎等疑难疾患，给患者以无法治愈的说法，也是不甚妥当的。以上多种疾患，在中医前辈的医案中，或补中益气，或扶正固本，加以精神鼓励，最大限度地激发人体的潜力，还是有许多成功案例的，笔者在实践中也有过一些成功的案例。

　　毛泽东同志曾给将士们讲过《三国演义》中老黄忠大败夏侯渊的故事，以激发将士们的战斗精神。他说：黄忠本来年迈、体衰，很难取胜夏侯渊。可是诸葛亮使用了"激将法"，把黄忠的勇气鼓动起来了。于是黄忠表示：如不斩夏侯渊于马下，提头来见。结果，黄忠果然杀了夏侯渊。毛泽东治军，十分重视时时事事都调动每一个人的积极性，从而使部队保持旺盛的斗志和无坚不摧的战斗力。对于身患疑难重症的人们，特别是癌症患者，面临着生死抉择，其与疾病的斗争同样也是一场没有硝烟的战争，我们不是更应该给他们以信心，激励他们吗？

第十四回 计斩夏侯渊——为将还当有怯时

在《三国演义》定军山一段中，诸葛亮智激老将黄忠，在法正的帮助下，利用夏侯渊的弱点，斩了夏侯渊。夏侯渊是曹操的一员大将，曹操封他为征西将军，担任汉中的"警备司令"。刘备攻打汉中，夏侯渊把主力部队部署在定军山，命令张郃守住东围。刘备引蛇出洞，先打张郃，夏侯渊领了一半军队亲自援助张郃，结果被砍了头。《三国志·魏书》的《夏侯渊传》记载，当初夏侯渊打了好几次胜仗，曹操写信提醒他："为将当有怯弱时，不可但恃勇也。将当以勇为本，行之以智计。但知任勇，一匹夫敌耳。""当有怯弱时"，就是要想到自己的弱点和不足，有打败仗的可能。夏侯渊把曹操的告诫不当一回事，结果全军覆没。在《三国演义》还有大家所熟知的关羽大意失荆州的故事，也是因关羽这位常胜将军在水淹七军之后，使他声威大振而轻敌，最终败走麦城。

《孙子兵法》开篇言："兵者，国之大事，死生之地，存亡之道，不可不察也"。提出慎战思想。《南史·韦睿传》记载韦睿曾多次以少胜多，大败魏军，毛泽东同志批注道："敢以数万敌百万，有刘秀、周瑜之风。"公元508年，韦睿改任左卫将军，不久任安西长史、南郡太守。这时赶上司州刺史马仙琕从北边回师，被魏人追击，三关人心惶恐。朝廷下诏命韦睿率领众军增援。韦睿到安陆，把城墙增高到两丈多，又开掘大沟，建起高高的敌楼。众人都笑他胆小，韦睿说："不然，作为将，当有怯时。"此时，元英又追击马仙琕，要雪邵阳战败之耻，听说韦睿到了才退兵，萧衍也下诏罢兵。毛泽东在"为将当有怯时"一句的天头上批注："此曹操语，夏侯渊不听曹公此语，故致军败身歼。"夏侯渊是曹操的勇将，曹操诫之曰："为将当有怯弱时，不可但恃勇也。将以勇为本，行之以智计。但知任勇，一匹夫敌耳。"曹操这个话有道理，夏侯渊领兵在汉中，因这一弱点被刘备所袭杀。清代名医徐大椿在《用药如用兵》里强调："是故兵之设也以除暴，不得已而后兴；药之设也以攻疾，亦不得已而后用。其道同也。"在用兵之时，有时就如"三军可夺气，将军可夺心"，应当有必胜之决心。然而，正如《战争论》所强调："军事艺术是同活的对象和精神力量打交道，因此，在任何地方都达不到绝对的肯定，战争中到处都是偶然性活动的天地。"兵者、医者，生命之所系，处置不当，乃取祸之道也，用兵时，也应有"为将当有怯时"的慎战思想。用药也如此。正如《中国医学源流论》所言："人体有强弱老少，疾病有新久轻重，气候有寒暖燥湿，水土有刚柔缓急，此属于情形之变，则集药成方，因方配药，各随所宜，不可拘于一辙者也。"这也使得治病过程中充满了许多变数。

再者，治病涉及医家、病家的相互信任，真诚沟通才能取得好的疗效，故清代著名医学家徐灵胎说："天下之病，误于医家者固多，误于病家者尤多。"徐氏在《病家论》一文中列举十种病家之误，于当今仍有现实意义。由于受医家学识的局限，或病家对疾病理解的偏差等诸多因素的影响，医者与病患要达到互相默契还是有一定的困难，所以，对于疾病的治疗过程，从择医开始就应该是一个很严肃、慎重的事情，医者对于疾病应有一种敬畏之心，不可轻言易治。

纸上谈兵的故事众人皆知，赵括自少时学兵法、言兵事，以天下莫能当。尝与其父奢言兵事，奢不能难，然不谓善。括母问奢其故，奢曰："兵，死地也，而括易言之。使赵不将括即已；若必将之，破赵军者必括也！"赵括之败，其父从其"易言之"就看出他没有体会到"为将当有怯时"的慎战思想，最终误国误己。

清代名医徐灵胎有一篇《医非人人可学论》，文中说："今之学医者，皆无聊之甚，习此业以为衣食计耳。孰知医之为道，乃古圣人所以泄天地之秘，夺造化之权，以救人之死。其理精妙入神，非聪明敏哲之人不可学也。黄帝、神农、越人、仲景之书，文词古奥，搜罗广远，非渊博通达之人不可学也。凡病之情，传变在于顷刻，真伪一时难辨，一或执滞，生死立判，非虚怀灵变之人不可学也。病名以千计，病症以万计，脏腑经络，内服外治，方药之书，数年不能竟其说，非勤读善记之人不可学也。又《内经》以后，支分派别，人自为师，不无偏驳。更有怪僻之论，鄙俚之说，纷陈错立，淆惑百端，一或误信，终身不返，非精鉴确识之人不可学也。故为此道者，必具过人之资，通人之识，又能屏去俗事，专心数年，更得师之传授，方能与古圣人之心潜通默契。若今之学医者，与前数端，事事相反。以通儒毕世不能工之事，乃以全无文理之人欲顷刻而能之。宜道之所以日丧，而枉死者遍天下也。"说明学医不是一件易事。唐代大医学家孙思邈也告诫说："故学者必须博极医源，精勤不倦，不得道听途说，而言医道已了，深自误哉！"然而，有的人偶读了几本书，或道听途说，就自以为知道了医学的全部。徐氏在《涉猎医书误人论》中说："人之死，误于医家者十之三，误于病家者十之三，误于旁人涉猎医书者亦十之三。盖医之为道，乃通天彻地之学，必全体明，而后可以治一病，若全体不明，而偶得一知半解，举以试人，轻浅之病或能得效，至于重大疑难之症，亦以一偏之见，妄议用药，一或有误，生死立判。间或偶然幸中，自以为如此大病，犹能见功，益复自信。以后不拘何病，辄妄加议论，至杀人之后，犹以为病自不治，非我之过，于是终生害人而不悔矣……然涉猎之人，久而自信益真，始误他人，继误骨肉，终则自误其身。我见甚多，不可不深省也。"如今许多中医乱象也与徐氏所说十分相似。

中医的核心是整体观念和辨证论治。现在有一种趋向就是轻信秘方，有的甚至说能包治百病，有人将中医误解为看病就是靠所谓的"秘方"。有些别有用心的人也以此来欺骗大众。有的患者常常有侥幸心理，希望找到单验方而能绝处逢生，因此轻信虚假广告宣传而屡屡上当受骗。他们把单方、验方神化，违背了中医辨证论治原则，是一种不慎医的表现。现如今许多包装出来的"神医"，以一方或一法为中医全部，如胡万林之流就示人以一味芒硝能治百病，最终害人害己。关于书法美学境界高度，清代杨钧说过一句话最好理解：凡面目特异者，其道必小。字之冬心板桥，一入藩篱，终绝出路，小道数载可成，中庸百年莫尽。中医的道理也与此相似，国医大师干祖望尖锐地指出："单方""丹方""秘方"不姓中。中医治病，靠的是辨证论治，不能把中医的"医方"与"单方"混为一谈。

其实中医医方，诚如许叔微在《普济本事方》序文中所谓："医之道大焉……非浅识者所能为也……岂可谓艺与技术为等耶。"若再阅读一遍吴昆的《医方考》，更可证实这一点。所以医方都出之于文化素质极高、中医理论精通者之手，而不是小孩、文盲以及智力低下者。中医的医方与民间的单方显然泾渭分明，是风马牛不相及的两回事，如果盲目地把单方误解为是中医学，则中医界的损失也就至深了。最显见的是把堂堂真才实学的中医，与不学无术甚至目不识丁的江湖骗人者等同。如果中医人本身有了这种想法，那就大可以放弃读书钻研、精益求精地发展中医专业水平，只要闭上眼皮、不动脑筋来哄哄病家就够了。因为单方不需知识、不需文化、不需用脑即可随机获得。有效当然最好，无效则仅叹黔驴技穷，至于医疗事故，也是听天由命，好在没有理论根据来评判是非。各种渣滓粪土之类的垃圾与中医的指导思想格格不入，但因为它们都贴上"中医"的标签，打着"祖传秘方"的各种"专家""神医"旗号大行其道，以致中医形象遭到严重损害及扭曲。所以，尽管"单方"有时方与证对，则药到病除，无医亦可，但正如单方的权威著作《验方新编》启扉的陆晴松序明白指出："医有时而难逢，药有时而昂贵，贫者时有束手之忧，为方便计，自莫良于单方一门矣。"说明单方是有别于正规医药的另类东西。所谓"专科""专病"虽数年可成，在中医来看却是小道，所谓"专家"，因他见病治病，则在中医看来是下工的路子。

国学大师南怀瑾先生说："中国医药，既云渊源于道家，而道家又以精微博大著称，其学术自当别具高明，奈何近世以来，一遇西洋医药输入，举国之人几视其为陈腐朽败不经之学，将欲尽弃而勿论之耶？吾甚疑之，故喜涉猎其中，探寻其迹，乃知古之习医学者，必经《灵枢》《素问》《内》《难》二经为其初基，再次而研习《伤寒》《金匮》《本草》《脉诀》，然后博通群籍，融会诸学，方可以言医。至若粗知《本草》，略记药性，读《汤头脉诀》或专于科方针砭者，即骤自行医，实为医家之左道，人群之危也。晚近有研求金元四大家之学，或探《医宗金鉴》之集，已可称为此中巨擘，既谓五运六气之说，徒有名言，概无实义，观摩止此，其也何足论哉。"

中医的大法是中庸、恰到好处的辨证论治原则。如名老中医彭履祥说："不久前，有人来信征集'秘方'，而且说明要有'特效'。我实在没有万灵的秘方，我只知道方药是必须辨证运用才能取效的。有些人以为《医学一见能》《医学五则》《验方新编》《医方捷径》《汤头歌诀》这类的医方书籍简单易懂，学了就能用，其实不然。这类书真能学通了也不简单，因为这些著作中反映的理法方药和整个中医学是一致的，只不过在文字方面提纲挈领，或偏重于具体运用而已。所谓秘方、验方，与其他常用方剂一样，既有其一定的适应证，也有其局限性，并不是一方治百病，更不能代表整个中医学术体系。因此，不能抱着'守株待兔'的侥幸心理去代替踏踏实实、持之以恒的努力。"

再一个不慎医的表现就是神化了的脉诊，以之代替四诊合参。中医看病很重要的一个原则就是注重整体观念，四诊合参。全面结合望、闻、问、切四诊所得信息，就更能准确地把握人身的状态，有助于辨证处方，提高疗效。正如苏东坡曾说："吾平生求医，必先尽告以所患，而后求诊，使医了然知患之所在也，然后求之诊虚实冷热，先定于中，则脉之疑似不能惑也。故能中医治吾疾常愈，吾求疾愈而已，岂以困医为事哉。"然而，由于对中医的误解，人们往往把脉诊神化。他们认为高明中医就应该有"悬丝诊脉"的绝技。在临床实践中，偶遇到一些患者看病时，把手一伸，一言不发，看你能否通过脉诊说准他的病情，如果向他们解释中医要四诊合参，他们反而会讥笑你脉学不精。如果你偶言不中，他们便会为自己的困医成功而自豪。明代医家汪机就说，以困医为能事者，却不知他的病亦为医所困。

从事医史研究的彭坚教授说："古人经常强调要'四诊合参'。我是个医史研究者，翻遍古代医书，从来没有任何一本古代医书、任何一个古代医生说是完全可以凭脉诊病。"当然，一个精于望诊、脉诊的有经验的中医，不待患者开口，大多也能说准几分，这不足为奇。有的医案记载三部九候与病证丝丝入扣，但这多半是医生将四诊合参的结果都归结到脉诊上，以此取信于患者而获效也，真正的临床医生是不会这样做的，这样也不是真正地为患者负责。

如胡希恕老中医在《辨脉法》里指出：社会有一些群众，对于中医诊脉抱有神秘感，同时又有一些江湖医生利用这一心理蒙骗群众，自吹自擂，说什么仅凭切脉即可断病，"病家不用开口，便知病家病情"，当为内行所笑。但这种恶习给群众造成曲解，以为中医仅凭切脉即可断病。这种恶习应当予以批判，同时对脉诊应有正确的认识。要知中医诊病，是通过问、望、闻、切（切脉）四诊来辨证的，单凭切脉断病是极端片面的。例如诊得脉浮，浮脉主表、主上，可见于咳喘、呕吐、头痛、皮肤病等等，如不结合问、望、闻三诊，无论如何也不会判明病情的，更不能知道肝炎、肾炎、高血压等西医的诊断病名。中医是根据脉象的太过或不及，并结合问、望、闻三诊来分析证的寒热虚实表里阴阳，从而得出正确的辨证。

北京四大名医之一的肖龙友，亦主张四诊合参，他尤其反对切脉故弄玄虚者。他曾说："切脉乃诊断方法之一，若舍其他方法而不顾，一凭于脉，或仗切脉为欺人之计，皆为识者所不取。"

陈鼎三老中医也最痛恨那些只顾渔利的药商和江湖骗子，讨厌那些术士们唯以脉诊是重，并以此吃人。他精于脉诊，于此道颇有造诣，但仍然坚持望、闻、问、切的程序，并特别注意问诊，常把切诊放在最后。

王静斋老中医四诊并重，尤精脉诊，尝说：凡诊病，四诊缺一不可，问诊更为重要。有的患者隐其所患以求诊脉，以验医者之能否，而医者亦不问病情，但凭诊脉即可知症结所在，皆是自欺欺人。

中医初学者无疑对中医脉诊也充满很多神秘感，也会有人下过许多功夫。下面是毛以林教授的一段学习经历，相信许多中医学习者也会有此同感，兹引述如下：神化了的脉诊。

中国大部分的老百姓一样，对中医的脉诊充满了崇拜。可以说，在他们的心目中，中医的脉诊已经被神化，认为高明的中医无需开口，通过脉诊就可以知百病，处方用药，救人性命。一直到毕业后的好多年，我都在追求这种高深的中医境界，脉诊之书只要能弄到手，无不细研。真的能仅凭脉诊明确患者的病情吗？你见过仅凭脉诊就能说出患者症结所在的高明中医吗？我见过，可是他改变了我初衷的追求，却不再只重视脉诊的学习，而是更注重四诊合参了。

在我开始工作的时候，很幸运地能跟随皖南地方名医陈衍棋老先生侍诊，常常见其手把患者的脉，如数家珍般地一五一十说出患者的病情，就诊的患者头就像小鸡啄米般地点个不停。当时啊，我对这老先生是崇拜得五体投地，留心观察，希望能学其一二，但侍诊数年，未窥其奥妙。10余年后我调离那家单位，临行前，我向老先生谢辞，感谢他多年对我的指教。顺便把心中的疑问向他提出，他是如何做到诊脉知病的？

老先生说："脉理精微，其体难辨。弦紧浮孔，辗转相类。在心易了，指下难明。"更有一脉主多病，多病可见同一脉，岂可仅凭脉以诊病？切脉知病只是面上的现象，真正的功夫并不在此。《内经》不是说了吗，"望而知之谓之神，闻而知之谓之圣，问而知之谓之工，切而知之谓之巧"。为医者需"上知天文，下知地理，中知人事"，诊病需要了解季节气候对发病的影响、地理位置不同、六气所胜有差异，尚需了解不同年龄人心理状态，也就是中医所说的七情因素，然后整合望、闻、切得来的信息，可得其半矣。还有一半就是从问中来，有经验的中医提问，并不会让患者感到是在问，而是感到在说出患者的病情。这功夫并非一时能够练就，需要很长的临床实践才能达到。

接着他给我举了个实例，说：你看我看经病一般都能说得很准，怎么看得准呢？注意了没有，一般20岁左右的女性多由其母或其婆婆陪着来诊。我问的第一句话是什么？"闺女出嫁了吗？"这句话就像和患者扯谈聊天一样，其实这句话很重要。如果答案是没出嫁，那一般多是经病，没出嫁的女孩极少有带下病，更不会有胎产病。接下来我就在切脉后说"闺女的月经不对吧"？这话很活，先期、后期、先后不定期、痛经、闭经等等都是行经不正常，患者不懂啊，就以为我会看准了，下面的不要我说，她就会说出来。如果出嫁了，一般的是问怀孕没有或者是不孕，为什么？儿媳妇经停了，老人盼早日抱孙，多陪儿媳妇来就诊，希望早得个喜讯，一般的老人眼中会有期盼的神情，我就会问：月经有段时间没来吧？当然多能说中，接下来的患者就会自动地说出种种早孕的反应来。要是不孕啊，患者面有忧愁，也是能看出的。问诊的技巧很重要，就是在无形中让患者泄露"天机"。

陈老先生是毫无保留地把切脉知病的手法告诉了我，由此我改变了初衷，不再只在脉学上下功夫，更注重于四诊的合参了。另外，中医有"医者，意也"的说法。有的中医在其他三诊所收集的信息已足够指导辨证施治时，可能不用脉诊。如国医大师干祖望说：中医诊断疾病是不可以离开脉学的。

但出人意外，古之"大方脉"文献中也有言不及脉的。如清·王洪绪《外科全生集》自始至终，疾病不论虚实新久，都没有脉诊一款。清·王清任《医林改错》2卷。一部分为"改错脏腑"，专谈解剖学；一部分为治疗学。治疗学中所讨论的病种不少，方剂也有通窍活血汤等数首，俱为近人所乐用的效方，但奇怪的是每述诊断时，均没有脉诊一项。此书在杏林中影响很大，但也没有见到过有人对此横加指责。还有一部在中医内科界知名度极高的《十药神书》，其作者为元·葛可久，清·叶天士对此书推崇备至，像这样一部名著，也言不及脉。还有清·吴师机《理瀹骈文》，全书12万字左右，但也没有言及脉诊，仅有"脉之三部九候何候独异，二十四脉中何脉独见"，真正起到指导作用的运用方面的内容，反而一言不及，所以此书也是一部言不及脉的中医名著。

既有言不及脉的医书，更有不用脉诊的医生。例如宋·孙光宪《北梦琐言》卷10言："名医梁新……医者意也，古人有不因切脉，随知病源者，必愈之矣。"又宋·江少虞《宋朝事实类苑》卷48言："陈昭遇者，岭南人，善医……绝不读书，诘其所习，不能答。尝语所亲曰……按古方用汤剂，鲜不愈者，实未尝寻《脉诀》也。"

明代医家汪机《脉诀刊误》有一篇《矫世惑脉论》：若只凭脉而不问

症，未免以寒为热，以表为里，以阴为阳，颠倒错乱，而天人长寿者有矣。是以古人治病，不专于脉，而必兼于审症，良有以也。奈何世人不明乎此，往往有病讳而不言，唯以诊脉而试医之能否。诊之而所言偶中，便视为良医，倾心付托，笃意委任。而于病之根源，一无所告，药之宜否，亦无所审，唯束手听命于医，因循遂至于死，尚亦不悟，深可悲夫！彼庸俗之人，素不嗜学，不识义理，固无足怪。近世士大夫家，亦未免狃于此习，是又大可笑也。彭坚教授还说："脉诊所了解的信息，只能定性，而不能严格地定位、定量，即可以大致了解疾病的寒热虚实，而无法准确地判断何脏何腑发生了什么病变。一摸脉就断病如神，个个病都准，比 CT 还准，那不是中医，可能是骗子，至少是巫医。而某些沾染了江湖习气的医生，则故弄玄虚，以偏概全，利用一般人把中医看得很神秘的特点，意图在心理上先征服患者，而后提出非分的要求，借以成倍提高自己的收入。这种巫医之风在历史上可谓长矣，古今中外都有，只要还有治不好的病，永远难以消除。学中医的人应当心中有数，不应当推波助澜，更不应当争相效尤。"

脉诊是中医不可缺的诊断方法之一，在上学时学习了中医教材上《脉经》的 24 种脉象，以及李时珍《濒湖脉学》的 27 种脉象，但开始只能是"心中易了，指下难明"。后来，学习了清代名医周学霆所撰的脉学专著《三指禅》，论脉以缓脉为准，暗藏以浮、沉、迟、数为四大纲，似乎比教材更易于操作些。后来又研习赵绍琴教授的《文魁脉学》，赵老脉诊分浮、中、按、沉四部。上面的浮、中两部分反映功能方面的疾患，下面的按、沉两部分才反映疾病实质的病变。赵氏脉法更能反映疾病的实质。再后来，又重温郑钦安《医理真传》中的切脉约言："切脉一事，前贤无非借寸口动脉，以决人身气血之盛衰耳。盛者气之盈，脉动有力，如洪、大、长、实、浮、紧、数之类，皆为太过，为有余，为火旺，火旺则阴必亏，用药即当平其有余之气，以协于和平。衰者气之缩，如迟、微、沉、细、濡、弱、短、小之类，皆为不及，为不足，为火虚，火虚则水必盛，用药即当助其不足之气，以协于和平。只此两法，为切脉用药至简至便至当不易之总口诀也。后人未解得人活一口气之至理，未明得千万病形都是这一个气字之盛衰为之，一味在后天五行生克上讲究，二十八脉上揣摹，究竟源头这一点气机盈缩的宗旨，渐为诸脉所掩矣。"郑氏之论，令人有耳目一新之感。可以看出，脉诊与全身气血息息相关，四诊合参，甚至五诊，还有腹诊。日本学者有人认为腹诊的重要性超过脉诊，汉方博士矢数道明先生说："外感证以脉诊为主，内伤病以腹诊为主。"这是持平之论。总之，只有五诊，或者六诊，或更多，还要结合全身气血状态等等，才能更好地把握更全面的信息。单凭一脉诊诊病还是失之片面。

岳美中老中医曾指出：医生这个职业的特殊之处，在于他一举手一投足都接触患者，医术好些精些，随时可以助人、活人，医术差些粗些，随时可以误人、害人。这与"兵者，死生之地，存亡之道，不可不察也"，故"为将当有怯时"之理何等相似。

第十五回

翼德与孔明——外将内相效堪异

　　小时候喜欢看《三国演义》，许多故事和人物形象至今仍时时在脑中栩栩如生地回映着，在其后的行医过程中，发现一些中医治病的道理与之有相似之处，在临床过程用以说明中医的一些原则，很形象生动，不像中医术语那么古奥难懂。如急张飞的形象，大家并不陌生，就如少时曾看到的张飞挑灯夜战马超一般。

　　《三国演义》第八十五回，《马超大战葭萌关里》写道：马超见张飞军到，把枪望后一招，约退军有一箭之地。张飞军马一齐扎住。关上军马，陆续下来。张飞挺枪出马，大呼："认得燕人张翼德么！"马超曰："吾家屡世公侯，岂识村野匹夫！"张飞大怒。两马齐出，二枪并举。约战百余合，不分胜负。玄德观之，叹曰："真虎将也！"恐张飞有失，急鸣金收军。两将各回。张飞回到阵中，略歇马片时，不用头盔，只裹包巾上马，又出阵前搦马超厮杀。超又出，两个再战。玄德恐张飞有失，自披挂下关，直至阵前。看张飞与马超又斗百余合，两个精神倍加，玄德教鸣金收军。二将分开，各回本阵。是日天色已晚，玄德谓张飞曰："马超英勇，不可轻敌，且退上关，来日再战。"张飞杀得性起，哪里肯休，大叫曰："誓死不回！"玄德曰："今日天晚，不可战矣。"飞曰："多点火把，安排夜战！"马超亦换了马，再出阵前，大叫曰："张飞！敢夜战么？"张飞性起，问玄德换了坐下马，抢出阵来，叫曰："我捉你不得，誓不上关！"超曰："我胜你不得，誓不回寨！"两军呐喊，点起千百火把，照耀如同白日。两将又向阵前鏖战。到二十余合，马超拨回马便走。张飞大叫曰："走那里去！"原来马超见赢不得张飞，心生一计：诈败佯输，赚张飞赶来，暗掣铜锤在手，扭回身觑着张飞便打将来。张飞见马超走，心中也提防。比及铜锤打来时，张飞一闪，从耳朵边过去。张飞便勒回马走时，马超却又赶来。张飞带住马，拈弓搭箭，回射马超，超却闪过。二将各自回阵。玄德自于阵前叫曰："吾以仁义待人，不施谲诈。马孟起，你收兵歇息，我不乘势赶你。"马超闻言，亲自断后，诸军渐退。《三国演义》里生动地反映出张飞的性格特点，就一个字——"急"，遇事急不可缓。

另一个形象是稳诸葛，看到诸葛亮安居平五路，坐镇从容那一段，也叫人难以忘怀，给人一个深刻的印象——"稳"。

《三国演义》第八十五回中写道：建兴元年秋八月，忽有边报说："魏调五路大兵，来取西川。第一路，曹真为大都督，起兵十万，取阳平关；第二路，乃反将孟达，起上庸兵十万，犯汉中；第三路，乃东吴孙权，起精兵十万，取峡口入川；第四路，乃蛮王孟获，起蛮兵十万，犯益州四郡；第五路，乃番王轲比能，起羌兵十万，犯西平关。此五路军马，甚是利害。"已先报知丞相，丞相不知为何，数日不出视事。后主听罢大惊，即差近侍赍旨，宣召孔明入朝。使命去了半日，回报："丞相府下人言，丞相染病不出。"后主转慌。次日，又命黄门侍郎董允、谏议大夫杜琼，去丞相卧榻前，告此大事。董、杜二人到丞相府前，皆不得入。杜琼曰："先帝托孤于丞相，今主上初登宝位，被曹丕五路兵犯境，军情至急，丞相何故推病不出？"良久，门吏传丞相令，言："病体稍可，明早出都堂议事。"董、杜二人叹息而回。次日，多官又来丞相府前伺候。从早至晚，又不见出。多官惶惶，只得散去。杜琼入奏后主曰："请陛下圣驾，亲往丞相府问计。"后主即引多官入宫，启奏皇太后。太后大惊，曰："丞相何故如此？有负先帝委托之意也！我当自往。"董允奏曰："娘娘未可轻往。臣料丞相必有高明之见。且待主上先往。如果怠慢，请娘娘于太庙中，召丞相问之未迟。"太后依奏。次日，后主车驾亲至相府。门吏见驾到，慌忙拜伏于地而迎。后主问曰："丞相在何处？"门吏曰："不知在何处。只有丞相钧旨，教挡住百官，勿得辄入。"后主乃下车步行，独进第三重门，见孔明独倚竹杖，在小池边观鱼。后主在后立久，乃徐徐而言曰："丞相安乐否？"孔明回顾，见是后主，慌忙弃杖，拜伏于地曰："臣该万死！"后主扶起，问曰："今曹丕分兵五路，犯境甚急，相父缘何不肯出府视事？"孔明大笑，扶后主入内室坐定，奏曰："五路兵至，臣安得不知。臣非观鱼，有所思也。"后主曰："如之奈何？"孔明曰："羌王轲比能，蛮王孟获，反将孟达，魏将曹真，此四路兵，臣已皆退去了也。止有孙权这一路兵，臣已有退之之计，但须一能言之人为使。因未得其人，故熟思之。陛下何必忧乎？"后主听罢，又惊又喜，曰："相父果有鬼神不测之机也！愿闻退兵之策。"孔明曰："先帝以陛下付托与臣，臣安敢旦夕怠慢。成都众官，皆不晓兵法之妙，贵在使人不测，岂可泄漏于人？老臣先知西番国王轲比能，引兵犯西平关。臣料马超积祖西川人氏，素得羌人之心，羌人以超为神威大将军，臣已先遣一人，星夜驰檄，令马超紧守西平关，伏四路奇兵，每日交换，以兵拒之：此一路不必忧矣。又南蛮孟获，兵犯四郡，臣亦飞檄遣魏延领一军左出右入，右出左入，为疑兵之计。蛮兵唯凭勇力，其心多疑，若见疑兵，必不敢进：此一路又不足忧矣。又知孟达引兵出汉中。达与李严曾结生死之交，臣回成都时，留李严守永安宫，臣已作一书，只做李严亲笔，令人送与孟达，达必然推病不出，以慢军心：此一路又不足忧矣。又知曹真引兵犯阳平关。此地险峻，可以保守，臣已调赵云引一军守把关隘，并不出战。曹真若见我军不出，不久自退矣。此四路兵俱不足忧。臣尚恐不能全保，又密调关兴、张苞二将，各引兵三万，屯于紧要之处，为各路救应。此数处调遣之事，皆不曾经由成都，故无人知觉。只有东吴这一路兵，未必便动。如见四路兵胜，川中危急，必来相攻；若四路不济，安肯动乎？臣料孙权想曹丕三路侵吴之怨，必不肯从其言。虽然如此，须用一舌辩之士，径往东吴，以利害说之，则先退东吴，其四路之兵，何足忧乎？但未得说吴之人，臣故踌躇。何劳陛下圣驾来临！"后主曰："太后亦欲来见相父。今朕闻相父之言，如梦初觉。复何忧哉！"

中医治病的道理也一样，清代医学家吴鞠通在《温病条辨》中总结为："治外感如将，治内伤如相。"如将就如急张飞，如相就如诸葛亮。"治外感如将，治内伤如相"，以生动形象的比喻，概括说明了外感、内伤病治疗的准则。所谓"治外感如将"，吴氏自注云："兵贵神速，机圆法活，祛邪务尽，善后务细，盖早平一日，则人少受一日之害。"外感病的特点是起病急、变化快，易伤人阴津阳气，故治外感病如将军之用兵，贵在神速果断，措施得力，辨证施治尤须机圆法活，随机应变。治外感病以祛邪为先，而除邪务尽，以防死灰复燃。及至邪去，当须调养正气，以谷肉果菜食养善后。

余曾治一亲戚感冒，鼻塞，流清涕，咳嗽。处方以银翘散轻宣肺气，因此亲戚家住农村，早早到县城来看病，在我家煎药。因患者想着下午要回家，故赶着时间将一剂药在半日内煎了四次服完，基本上一小时服药一次，结果到回家时感冒已基本痊愈。经过此次经历，使我认识到在治疗外感病时不能拘于每日一剂的服药方法，重温经典才发现，早在张仲景《伤寒论》中桂枝汤的方后服药法中就提出了"半日许令三服尽"，或"若病重者，一日一夜服"。后来，我在治疗小儿发热时大多处以白天一剂、晚上一剂，大多患者第二日就取得热退身凉的效果。这种服药方法可以形象地概括为"急张飞"的服药方法。

所谓"治内伤如相"，吴氏自注云："坐镇从容，神机默运，无功可言，无德可见，而人登寿域。"内伤病病因复杂，一般起病缓，病情错综，易伤及脏腑气血。故治内伤病如丞相之理事，从容有序，运筹帷幄，析病机、辨病位、定治则、遣方药皆有法度，然后可以缓缓图功，切忌急功近利，药石乱投，戕害正气。

如笔者曾治一类风湿关节炎患者张某，第一次到我处就诊时，患者问有没有特效的方法。我告知他需服药百剂以后方可，患者于是转服西药。一年以后，患者由于服用止痛药导致胃大出血，虽抢救后转危为安，但患者体质逐渐转衰，不服用止痛药则痛不可忍，如服之则又胃不可耐，后又转求中医治疗，告知其中医扶正固本之法，以补中汤加减调治近百剂，患者体质改变，疼痛逐渐消失。又治一例同为类风湿关节炎的患者颜某，患病二十余年，手脚关节肿胀疼痛变形，不能行走，只能卧床，患者不远几百里来求治。此患者形体羸弱，不能再予驱风湿之法，只能以补中汤加减调正回本。不期患者坚持服用近百剂后，竟能自己行走，虽行走时仍有困难，但患者形体、精神面貌大变，实出乎意料（可参看本书中官渡之战中的持久战思想一节）。所以，治疗慢性病如急功近利，心无定见，反而影响疗效。

对此，岳美中老中医有"治急性病要有胆有识，治慢性病要有方有守"一文，其中有段回忆如下所述。

曾记得1935年，我在山东菏泽时，治疗慢性疾患急于求功，成绩不够多也不够好。一位名老中医临证富有经验，我在旁留心看他治疗慢性病，疗效很好。一年以后，我请他传授给我一些秘诀奇方。他笑了，接着说："哪里有什么秘诀奇方，您不是经常看到我临床的处方吗？"我听了猛然觉悟过来说："是的，您老先生治疗慢性病的处方，除掉一般的调气理血、滋阴温阳的几个寻常方剂外，并未见到有什么奇方妙药，那么，怎么就会有那样多那样高的疗效呢？"他又笑着说："治疗慢性病，除掉先认识到疾病的本质，再辨证准确、遣方恰当以外，'守方'要算是第一要着。您曾见过一个患肺痨病的青年吗？他五七日一来，一年未间断，现在已痊愈不来了。他的病是肺痨更兼脾虚泄泻，您见到他吃得是什么药方吗？"我说："恍惚记得在一个阶段中是六君子汤加味。"他说："不错，但不是一个阶段中，而是一年中，始终坚持服那一个方，除了元旦停服药，共服了三百六十四剂而基本痊愈了。"我很诧异地问："怎么见那人五七日一来，都是欣欣然持新方而去呢？"他说："那是应付病人要求改方的一个措施，有时把方中的白术换成扁豆、苡仁，有时把陈皮换成橘红，有时把砂仁换成蔻仁等，几个星期又换回来，归根到底，基本上还是加味六君子汤。在一年中，培中治肺，脾胃健旺了，营养得以充足，肺痨就慢慢好转痊愈了。十二个月治疗肺痨收到全功，在疗程上不算迟缓，视数日一改方，月余一易法，蹉跎失时，一回首二三年已成过去，而病情如故，或有因杂药滥投，更使病情加重，孰得孰失，孰迟孰速，不待辨析可以知道的。"自此以后，我才明白了"有方"还要"守方"，对慢性病的治疗，比较能掌握分寸，获得一些成绩。

近年在中医研究院工作，曾见到蒲辅周老医生治疗"习惯性"感冒的患者，患者一触风寒，即鼻流清涕，打喷嚏，周身淅淅恶风，翕翕发热，兼有其他慢性疾患。在治疗上，一受感冒，即碍手治其他的病。蒲老医生决定先为他治疗"习惯性"感冒，开玉屏风散，共量270g，碾成粗末，分作三十包，每服一包，水煎作一日量，分二次服下。一月后患者感觉好大半，又为开一料继服。两月后虽冒风触寒，亦毫不再发。因回忆到我也曾用玉屏风散预防过"习惯性"感冒，大剂服用二三帖，服后胸闷鼻干，感冒虽暂止，五七日又复如初。常思索这里的缘故，是不是"习惯性"感冒属于卫气无力捍御外邪，要想改变体质，必须由量变才能达到质变，绝非一两剂所能收功？这里蒲老医生小量长期使用玉屏风散，看来虽平易，可是不细心虚心学习，是做不来的。

岳老还说："现在的人，动辄讲辨证论治，漫无边际，让人抓不住重心，这是没有真正读懂读遍中医的典籍，还限于一知半解之中。无怪治起病来，心无定见，越旋越远。处方用药，朝更夕改，寒热杂投，以致影响疗效。"此种方法，正是治内伤如相，如诸葛亮安居平五路的坐镇从容的体现。

另外，《蒲辅周医话》中蒲老谈方之"王道"与"霸道"一文的思想也与此相似，兹引如下。

治外感方如大将，消灭入侵之敌；治内伤方如丞相，治理国家。这是人们对方药性能的比喻之谈。外感多为六淫犯人，其来疾，其变速，其症险，尤其是温病。这就要求在短时间内克敌制胜，故用方多猛，犹如行军打仗一般，争分夺秒。内伤多为七情所伤，饥饱劳逸，日积月累，正气日渐削夺，人多不觉，或虽有感觉，但因影响不大而忽略。这样由功能而及脏器，病已形成，才被引起注意。由于其来渐，其势缓，其伤深，在治疗时要想急切见功，如奔跑太快，必致颠仆。且骤病易起，渐衰难复，因此这类方药，疗效相对地显得缓慢。人们鉴于两类方药的性能不同，常称前者为"霸道"之方，后者为"王道"之方。

长于治外感病者，崇"霸道"方而贬"王道"方，认为"王道"方如隔靴搔痒，不能治病，可有可无；长于治内伤者则认为"霸道"方最伤正气，稍有过用，往往使病者愈治愈坏，甚至成为坏病。"霸道"方长于攻逐，其力猛，往往看到某个症状明显消失，易被认为"有效"。"王道"方多用于扶正，其效缓，因气血之生长本身就缓慢，易被误认为"无效"。

其实两者各有千秋，要点在于用方之准确灵活耳。有一臌胀病患者曾自述，初胀之时如槟榔、木香、牵牛子之类一服即消，继服效果逐渐减小。更医求治，谓过用攻伐，中气不能转输，改用香砂六君子汤，初服三剂，似有效又似无效，又服三剂觉精神好转，胀也有所减轻，以后消消补补，终收全功。以治疗中患者也曾性急，嫌进展太慢，又求医改用攻逐药，两剂后几乎腹胀如故，惊骇之下，才不敢再自作聪明。

非"霸道"方不足以却邪，非"王道"方难以扶正，两者不可偏废。古人有比喻，"王道"方为"君子"，所谓不求功而有功，不言德而有德，犹如"无名英雄"，其功妙在潜移默化之中。二者或分用、或合用，如十枣汤中甘遂与大枣同用，皂荚丸中之枣膏送服，保和丸之加白术为大安丸。用之得当，皆有妙用。

叶天士治疗虚损久疾，强调"王道无近功，多服自有益"。我早年读此体会不深，中年对此略有体会，晚年始领会深切。久病正衰，当以"王道"方为主，多服自有益，不可操之过急，欲速则不达。惜乎有的病家只图一时之快，有的医家着眼于急功好利，对于慢性虚损之疾而行霸道，极为有害。临床上以霸道攻伐无过，加重病情者并非罕见。上工治病，不仅要治病，更要治心，千方百计嘱患者耐心治疗，才是好的医生。此点孙思邈在《大医精诚》中言之颇详，是医之道德也。

基于以上认识，我总结为"治急性病如急张飞挑灯夜战，急不可缓；治慢性病如稳诸葛安居平五路，坐镇从容"，用于指导自己的临床。

　　在《三国演义》的描写中，诸葛亮是智慧的化身。有人说，诸葛亮的神机妙算就在于他善于运用逆向思维。草船借箭、智算华容道上的烟火，"减兵增灶"式的安全撤退，"空城计"等等。在祁山斗智中，虽然司马懿老谋深算，但诸葛亮却着着占先，处处置敌于自己的掌握之中，展现一回回动人心弦的精彩场面。在七擒孟获，火烧藤甲军一战中，面对身穿藤甲，渡江不沉、经水不湿、刀箭皆不能入的藤甲兵，诸葛亮从逆向思维考虑，认为"利于水者必不利于火"，藤甲虽刀箭不能入，但乃油浸之物，见火即着，因而采用火攻。

　　在谋略斗争中，智力低下的军人多由于思想僵化造成心理定式，使自己连连失败。战争史上常有这样的现象，一些有战争经验的人、熟读兵书的人，往往容易按照一定的原则和一定的套路去认识情况，思索问题，研究对策，结果铸成大错。在这里，经验和兵书，常常限制了他们的思维之鹰在广阔的天地中飞翔，从而为对方施谋用策留下可乘的心理空隙。

　　逆向思维也叫求异思维，它是对司空见惯的、似乎已成定论的事物或观点，反过来思考的一种思维方式，敢于"反其道而思之"。逆向是与正向比较而言的，正向是指常规的、常识的、公认的或习惯的想法与做法。循规蹈矩的思维和按传统方式解决问题的思维虽然简单，但容易使思路僵化、刻板，摆脱不掉习惯的束缚，得到的往往是一些司空见惯的答案。其实，任何事物都具有多方面属性。由于受过去经验的影响，人们容易看到熟悉的一面，而对另一面却视而不见。逆向思维则恰恰相反，是对传统、惯例、常识的反叛，是对常规的挑战。它能够克服思维定式，破除由经验和习惯造成的僵化的认识模式。逆向思维能克服这一障碍，往往出人意料，由"出奇"去达到"制胜"，给人以耳目一新的感觉。

中医有通因通用、塞因塞用的治疗方法，就是运用逆向思维的一个最好的例子。表面上看这种方法与疾病本质背道而驰，透过表面现象观察，其实，它才是真正的治本之法。曾遇一个便秘患者，张某，43岁。便秘十余年，经常服用泻药，不然就不解大便。患者说，以前吃两粒"果导片"就行，现在，一次吃二十多粒，也无济于事。于是常年依赖"肠清茶""大黄""番泻叶"等等各种泻药。患者到我处就诊，由于思维定式的影响，开始用药以润肠通便为主，患者服药后很快见效，但患者反映，不吃药就没效。深思之后，逆向思维，认为患者常年服用各种泻药，致使肠胃虚弱，运转无力，采用塞因塞用法，以附子理中汤温补脾胃为主，并重用白术50g补脾胃，方子一开出来，患者大感不解，说："我肠胃这么热，这么多年吃这么多凉药都不行，还能吃附子吗？"经耐心劝说，患者苦于多年百药无效，终愿一试，虑于患者心理，开始时加用少许大黄，以后减去。经此调治三个月后停药，患者能自行排便，患者说，以前肠胃胀痛、神倦乏力的现象一扫而光。

这个患者病愈后到我处谈起，以前他每到一处看病，医生都开泻药为主，并且自己也认为应该如此，吃了几剂药后，大便就畅通了，但再吃就没效，于是就另请高明，结果一直如此。这些年来，当地凡是有名的医院、医生都去找过，许多价格昂贵的药都吃过。但医生和患者都认为便秘就应该通便。都受到了思维定式的限制，很少用逆向思维看问题。故岳美中老中医告诫说："古典医籍不可不读，不读则不知规矩准绳。然不可死读，死读则守株待兔，刻舟求剑。"

在临床工作中还发现一个现象，人们一拉肚子，便会认为是肠胃不好，就会立即进行治疗。反之，对于大便不通畅，或者便秘，会认为问题不太大，不会急于治疗，甚至有人会认为这就是肠胃好的表现。在看病过程中，根据中医的四诊，有时你对患者说："你的脾胃虚弱，运化不力。"他会自豪对你说："我的胃好得很，从来不会拉肚子，即使吃最凉的药也受得住。"可能他此时心里在想：这个医生不会看病。或者有的患者会告诉医生："我这个人火气重，我胃镜检查过是胃炎，我从来不会拉肚子，我不能吃热药。"

从上面可以看出，一般人认为，便秘就是"炎症""热症"，需要用泻药治疗。患者和医生都容易形成这种惯性思维，致使大量这类患者长期依赖各类"凉药""泻药"，形成恶性循环，难以自拔。从兵家来看，便秘这个"敌人"得以在这种"利于水"的"良好环境"中长期生存，而医生则应向诸葛亮一样从逆向思维考虑，此"敌人""利于水者必不利于火"。

在《三国演义》中，"七擒孟获"可以称之为诸葛亮的平生得意之作。谈三国，说诸葛，几乎无不知晓这段生动的传奇故事。"七擒孟获"给人们的启示很多，但重要的不在于每次擒法上的变换，而在于通过"七擒七纵"，具体地反映了"攻心为上，攻城为下；心战为上，兵战为下"的战略思想。孟获作为一个少数民族的首领，有着顽强、倔强的性格，一般情况下，或者在他的招数还没有完全使尽时，是绝不会屈服投降的。诸葛亮为了安抚少数民族，真正降服孟获，一而再、再而三地抓了又放掉他，这既反映了计谋高深的诸葛亮"擒此人如囊中取物"的必胜信心，也体现了他大度的胸怀和宽忍的耐性。可以说，没有七纵，孟获不会心服，没有争得这个少数民族首领的心服，也就难以实现对西南的安抚。特别是最后决定对西南如何治理时，诸葛亮思有"三不易"。《三国演义》第九十回写道：诸葛亮降服孟获后，有人建议留下官吏，"与孟获一同守之"。孔明却说："如此有三不易。留外人则当留兵，兵无所食，一不易也；蛮人伤破，父兄死亡，留外人而不留兵，必成祸患，二不易也；蛮人累有废杀之罪，自有嫌疑，留外人终不相信，三不易也。今吾不留人，不运粮，与相安于无事而已。"诸葛亮决定起用孟获为首的少数民族干部，实行自治，终于使孟获对他崇敬佩服得五体投地，完全没有了反叛之心。在这里，孟获不是孤立的一个人，而是代表着"一大片"。

据演义叙述，诸葛亮率军征南之初，马谡奉后主敕命，携酒帛前来劳军，办完公事后，孔明将他留在帐中，问他对此次征南有何"高见"。马谡郑重其事地说道："愚有片言，望丞相察之：南蛮恃其地远山险，不服久矣。虽今日破之，明日复叛。丞相大军到彼，必然平服；但班师之日，必用北伐曹丕；蛮兵若知内虚，其反必速。夫用兵之道：攻心为上，攻城为下；心战为上，兵战为下。愿丞相但服其心足矣。"

这段分析确实很深刻。特别是马谡提出的"攻心为上，攻城为下；心战为上，兵战为下"四句话，与诸葛亮的一贯指导思想是相吻合的，同时也反映出了中国古代兵法思想的精华。攻心为上，是对《孙子兵法·谋攻篇》中"上兵伐谋"思想的继承，其宗旨就是在于通过斗智斗谋，达到"不战而屈人之兵"的最高目标。"三军可夺气，将军可夺心。""屈人之兵而非战也，拔人之城而非攻也。"孙子这些精辟的思想，都贯穿着"攻心为上"的"主题"。在战争史上，聪明的指挥员对敌手施计用谋，大多情况下是着眼于"服其心"，注重从精神上给敌以威慑、瓦解和征服。

"攻心为上，攻城为下"的谋略，在兵家看来，解决问题不能仅仅看到有形的"攻城"，深层次的原因在于无形的"攻心"。相比较来说，有形是较容易的，是大家都容易看见的；无形则是较高层次的，也是解决问题的关键。用药如用兵，中医看病何尝不是一个"攻心为上，攻城为下"的思考过程。中医不仅仅看到有形的病，更认为重要的原因在于体内无形的"阴阳失衡"。只有无形的"阴阳失衡"得到纠正，有形的疾病才能治愈。或者更准确一点说，中医不仅仅看到有形人的"病"，更注重无形的病着的人的阴阳失衡。所以中医才提出了一个专有术语叫"辨证论治"，中医治病不是仅仅就病论病，更是注重整体观念。中医诊治疾病，需要因人、因地、因时不断调整方法，虽然每次所用方药可能不同，就如七擒孟获的擒法不同，但其目的都是为了达到攻心，即敌之要害，调整体内阴阳失衡。

本篇所说攻心为上，就以心脏病的治疗为例来说一说。下面兹引拙作《人活一口气　养生先养气》里的"温心中阳气，心脏阴寒散"一文以说明之。

说到心脏病，大家并不陌生，它是人类的一大杀手。

我曾看过一位患者张某，41岁。她自觉胸部冷痛，医院诊断为心肌梗死。留院治疗，未见效果。医院没有更好的治疗办法，劝她出院。患者每到深夜就全身冰冷，心悸怔忡，有濒死之感。我诊过病后，辨其证为心阳衰微，处以四逆汤加减（附片50~100g）治疗后，患者病愈，至今没有复发。我也曾经治过许多心脏病患者，例如肺心病、心衰水肿等，都以附子为主药，用量都在50~100g，都取得很好的效果。

为什么温阳能治心肌梗死呢？人体里的心和血管内流着的血就如大地上的河流，赵绍琴老中医说：寒则涩而不流。水、湿一类，遇到了寒冷，就要凝塞。第一阶段是湿阻，第二阶段就是凉遏了，第三阶段就是寒凝，再一阶段就是冰伏了。这时全身的气机都给冰遏住了，就不得了，这就相当于心肌梗死了。这时，我想用毛泽东《沁园春·雪》里的一句话"大河上下，顿失滔滔"来形容，再恰当不过了。这个时候，中医的治疗办法就是温阳，就是把体内"冬天"的环境转变为"春夏天"的环境，这样"冬去春来"，可能就有转机。而西医用的办法是凿冰开河，但如果寒冷的体内环境不改变，虽可取一时之效，但从长远来看是永无愈期。山东中医药大学王新陆教授在百家讲坛曾讲到一组数据：美国有将近3亿人口，仅2004年一年因为冠心病做心脏手术，包括支架、搭桥，做了将近100万例，花了多少钱？150亿美元。是一个什么概念？不但没有挽回生命，病死率还是很高。做心脏手术就如凿冰开河。而现在我国在步美国之后尘。

美国心脏协会曾有一个生动的比喻：如今怕医生都聚集在一条泛滥成灾的河流下游，拿着大量经费研究打捞落水者的先进工具，同时苦练打捞落水者的本领。结果，事与愿违，一大半落水者都死了，被打捞上来的也是奄奄一息。更糟糕的是，落水者与日俱增，越捞越多。建议与其在下游打捞落水者，不如到上游筑牢堤坝，让河水不再泛滥。如此建议相信能够引起大家的反思，真正理解"攻心为上，攻城为下，心战为上，兵战为下"的谋略，那将是心脏疾病患者的福音。

本文提供一种思路，愿与大家一起思考。现在的心脏病治疗是否可以考虑采用温阳化气的治疗方法呢？可参看上篇《奇正相生在心脏疾病中的运用》相关内容。

对"失街亭"这个故事，政治家和军事家们都曾经从各自不同的角度进行过研究和分析。有的从中引出了死读兵法、照搬照套必打败仗的教训，有的悟出了治军治国必须严明法令这一道理，也有的总结出选才用将的某些经验，等等。随着时间的推移，人们还可能从"失街亭"中总结出更多的经验教训来。在街亭之战中，我觉得有一个特别值得探讨的问题：饱读兵书的马谡为什么反不及"斗大的字识不得半升"的王平？

马谡可以称得上是一位知识分子，"自幼熟读兵书，颇知兵法"。在蜀军平定西南时，马谡曾向诸葛亮提出过富有战略远见的正确建议，足见其韬略之深。可是，当他身为街亭一战的主将时，复杂的战争环境，竟使这位知识渊博的将军，突然变得头脑简单起来，闹出了一场因机械照搬兵法原则而失军事要地的大笑话。

古人说，死读书等于无书。马谡的思想僵化，并不在于饱读兵书，而在于死读兵书。当自己站在"场外指导"的位置上观察问题时，引古论今，头头是道，有时表现得见解颇高；一旦自己成为局内人，就被复杂的客观现象所迷惑，而不自觉地去照套历史经验。《孙子兵法》上讲过："投之亡地然后存，陷之死地然后生。"所谓"亡地""死地"，按孙子的解释是，"疾战则存，不疾战则亡。""陷之死地"本来是大患，但却能因为"疾战则存，不疾战则亡"的客观形势，唤起万众一心，奋力死战，从而转败为胜，转患为利。所以，韩信在井陉口背水列阵，大破赵军。然而，马谡照搬韩信的经验，违背孔明依山近水安营的命令，扎寨于山顶，以为受敌包围后可收"陷之死地然后生"的效果。可是，当司马懿断其汲水道路后，并没有引起蜀军决一死战的勇气，反而弄得士气瓦解，一触即溃。这是因为司马懿利用马谡山顶扎寨的错误，采取了以困制敌而不以疾战取胜的策略。蜀军在受困的时间线上，还有苟且的余地。在这里，丰富的历史知识和理论知识，确实成了限制马谡从实际出发研究战争的框框。

其实，博览群书，拓展宽阔的知识面，对于一个有作为的将军来说，是十分重要的。知识渊博的将军在思考问题、制订计划时，无疑要比知识贫乏的指挥员具有更多的优势。但同时也应看到，知识并不等于能力，这正如人们从理论上学懂了游泳知识并不等于就掌握了游泳技术，背熟各种棋谱并不等于成为棋坛高手一样。克劳塞维茨曾经说过："理论应该培养未来指挥官的智力"，"而不应该陪着他们上战场。"（《战争论》）这里提出了一个问题，即如何把丰富的知识转化为作战指挥能力。

事实证明，要将知识转化为能力，就必须以创新的精神，在实践中对所学到的知识进行消化，使之成为滋长智能的营养。将军只有经过用心揣摩，把所学的知识真正变为驾驭战争的能力时，他才能叱咤风云，在战争的海洋中赢得自由。马谡的悲剧就是由于他没有把知识真正转化为指挥作战的能力而造成的。

在街亭之战中，蜀军副将王平倒是看出了制胜的门道。当马谡做出"屯兵于山上"的错误决定时，王平曾谏道：倘魏军"四面围定"，"断我汲水之道，军士不战自乱矣"。他根据当时的具体地形，提出了"若屯兵于当道，筑起城垣，贼兵总有十万，不能偷过"的正确建议。如果当时马谡听从王平的劝告，街亭之战恐怕将是另外一番结局了。

值得令人思索的是，向马谡提出这个正确建议的王平，竟是一位没有深厚文化功底的将领。据《三国志·王平传》记载："平生长戎旅，手不能书，其所识不过十字。"这样一位"所识不过十字"的将军，何以能提出颇有见地的建议？从王平的文化程度分析，他读兵书不会太多，但几十年的戎马生涯，却使他掌握了大量活的知识——丰富的实战经验。他"累随丞相经阵，每到之处，丞相尽意指教"。在实践中，他把这些活的知识真正转化成了组织指挥、运筹谋划的实际才干。这也说明，战争本身就是一所大学校，没有进学校读过书的人，在战场这个"活课堂"中，只要善于研究问题，总结经验，也是可以成为军事行家的。另外，虽然王平识字不多，但据史料记载，王平"口授作书，皆有意理。使人读史、汉诸纪传，听之，备知其大意，往往论说不失其指"。可见，作为"大老粗"的王平，也深知学习的重要。可以想象，假如王平文化程度比较高，是一个满腹经纶的读书之士，再加上他丰富的战场经验，那么，即便成不了孔明第二，也要比"大文盲"的王平高明许多。

历史有一种巨大的吸引力。无论是军事家还是政治家，都习惯于从历史经验中寻求借鉴，按照过去的成功之路去走。但是，有许多马谡式的人物，重经验而轻现实，他们不知道随着时间的推移、客观环境的改变、条件的变化，历史的经验也会"贬值"，老路子往往走不通。古人讲，时移则势异，势异则情变，情变则法不同。因此，对于决策者来说，最重要的是要有审时度势的清醒头脑。否则，只在具体方法上作文章，绝不会有大作为。治理一个国家、一个地区是这样，治理军队、指挥打仗更是如此。一个有丰富实战经验的指挥员，若失去了审时度势的清醒头脑，就很容易陷入经验主义之中。一个具有丰富历史知识的军人，如果不注重研究客观现实，不重视研究战争的发展趋势，丰富的历史知识就会成为僵化他思想的牢笼。

用药如用兵，在中医学习过程中，对于每一种疾病，前人都曾留下丰富的临床治疗思路，这些间接的经验可以给我们提供很好的借鉴作用。教科书及中西医结合的一些成果，为人们提供了一些很好的规范的规律性治疗方法。个人的时间和精力毕竟有限，间接学习前人的成果，无疑是扩展自己治疗思路、提高自己诊疗水平的一条有效捷径。然而，中医前辈们无不告诫后学者，不能机械照搬一方一药，而要师其意。如岳美中老中医就说："医学典籍不可不读，不读则无所比较遵循；亦不可死读，死读则刻舟求剑，守株待兔。"如死读方书，则如马谡死读兵书一般，走上失街亭的悲剧；就会出现如药王孙思邈所描述的"世有愚者，学方三年，便谓天下无病可治，及治病三年，乃知天下无方可用"的情况。

这些原则包括在中医辨证论治当中，然而，许多患者对中医这些原理并不了解。在临床中，常常遇到患者问："你治好的病人中，有与我一样的吗？"或自认为某人的病同其一样，请医生开同样的处方；或有的家属来代患者看病，如你告诉他们辨证论治的原则，他们会说，我已经告诉你患者是什么病了，就只要开治疗这个病的药给我就行了。对于这种情况，我便会告诉他们，中医的治疗是个体化的治疗，只有个体化的治疗方式才是最优越的治疗方式，才最符合患者的实际情况，才能取得最好的疗效，也才能避免马谡失街亭的错误。有时，我也会给患者讲讲郝万山教授的这个小故事。

"有一年，我记得是前年还是大前年的冬天，北京流感流行。流感流行呢，我们东直门医院根据流感的特征做了协定处方，然后在一楼大厅里排了一排桌子。因为流感患者非常多，我们预先加班加点地把这个协定处方的药煮好了，患者一来，每个人就给几袋子煮好的药，所以我们一个月的利润大概就超过了半年的利润。有一天，也就是在那次流感流行的时候，一对年轻夫妇找我看病，发烧大概接近一个星期了。这两个人也是得的流感，开始吃了两天西药不退烧，然后就到我们东直门医院拿那个协定处方吃了，还是不退烧。找我看病的时候，这个女的快言快语，她说：'大夫，我是可以报销的，他是不可以报销的，你开中药的话你就开我一个人的名字，把剂量加得大大的，然后我们回去呢省事。两个人的药一锅煮，我喝一碗，他喝一碗。'我这个时候并没有理她，我在问这两个人的具体症状，看这两个人（具体的）的脉象。看完了以后，我说：'你得的是风热外感，你的丈夫得的是风寒外感。'她说：'不对，大夫，不瞒你说，我们俩刚结婚二十天，我们同住一间房，同睡一张床，同吃一锅饭，他怎么受的是风寒，我怎么受的是风热呀？'我们有一些年轻的同学也很奇怪：他们俩所处的环境一样，怎么会一个风寒外感，一个风热外感呢？我给这个女的说，我说：'你呀，平素是个阴虚火旺的体质，做事风风火火，容易心烦急躁；你的丈夫呢是一个性格内向的、比较沉稳沉静的人，他平素是一个阳虚寒盛的，经常手脚凉凉的，不好说、不好动的这样一个性格，这样一个体质。'这个女的说：'大夫，你会算命。'我说：'我不是会算命，你看你一进来，只是听你一个人在说话，你丈夫到现在一句话还没有说呢，是吧，这一看不就看出来了吗？所以我说你丈夫平素是一个阳虚的体质，所以得了外邪后呢它就容易化寒。因此，他只要一得感冒，就容易全身疼痛，鼻流清涕，容易没有汗。'她丈夫直点头。我说：'你呢，一得感冒就容易温邪上受，首先犯肺，咽喉肿痛。'她说：'是，我从小就爱得扁桃腺炎，几乎每个月都发一次烧。'而她的丈夫得的是风寒外感。我说：'你们两个体质不一样，现在的症状也不一样。你看，你是咽喉肿痛、咳嗽、吐黄痰；你的丈夫呢是全身疼痛、鼻流清涕，发热怕冷比你要严重得多。'我说：'你们两个能吃一样的药吗？'她说：'这样说来就不能吃一样的药了。'我说：'他需要用辛温解表药，你需要用辛凉的清解药，我给你们一人开一服药，咱们也不要多喝，你们两个恐怕吃上个一两次，烧就可能退了。'我说：'要是这一服药退不了烧的话，那么我明天晚上还有门诊，你们找我的时候不用挂号。'我也是想让同学们看看这个病例。第二天晚上，这两个人高高兴兴来了。女的说：'大夫，我们这次可不是看病，吃了你的药一次，我们全出了汗，退了烧了。'所以我就是说，我们辨风寒、辨风热并不是根据气候环境，而是根据这个人的临床症状，而这个人的临床症状实际上包含了他的体质因素，包含了机体对邪气的反应状况、反应能力在内，所以中医的辨证论治，不仅仅是针对外来致病因素，也针对人体内的反应状况，所以它是一种个体化的治疗方案。"

个体化的治疗方法，就是突破群体化治疗方法的模式，找出最适合患者情况的方法。郝万山教授讲："什么是群体化的治疗方案？就是同一种病用同一种治疗方法，不管是张三李四、王五赵六，不管是男女老幼，都用规范的统一的治疗方案。这就是西医常用的治疗方案。例如治疗高血压的药，事先在药厂里就制好了，不管什么人都一样用法。而个体化的治疗方案，就是针对每一个患者感受邪气以后，他的具体反应状况，也包括他的身体素质，制订出一个非常符合这个患者具体情况的治疗方案。在二十世纪末的一次医学界交流讨论会上，大家一致认为个体化的治疗方案在当代仍然是最先进的治疗方案，应当是最先进的选择。"

中医的基本原则是整体观念和辨证论治，就是要找到最适合患者实际情况的最佳方法。因为患者是活的，疾病是动态的，所以要找到最恰到好处的治疗方法，就必须突破疾病模型的束缚。另外一种普遍存在的"马谡式"的思维，就是认为"经过中医辨证之后，反而与疾病不沾边了"。他们把中医这门学问看得过于简单，以为一个病分几个证型，一个证型用几首成方，适当加减就是中医。这种缺乏灵动性的治疗方案，就是现代"马谡"。

中医有句名言：见痰休治痰，见血休治血，见汗不发汗，有热莫攻热；喘气毋耗气，精遗勿涩泄，明得个中趣，方是医中杰。就是告诫医者不能做"马谡"。

空城计是《三国演义》中大家所熟知一个故事。诸葛亮错用马谡，失去街亭后，《演义》中写道：孔明分拨已定，先引五千兵退去西城县搬运粮草。忽然十余次飞马报到，说司马懿引大军十五万，望西城蜂拥而来。时孔明身边并无大将，只有一班文官，所引五千军，已分一半先运粮草去了，只剩二千五百军在城中。众官听得这个消息，尽皆失色。孔明登城望之，果然尘土冲天，魏兵分两路望西城县杀来。孔明传令：教将旌旗尽皆藏匿；诸将各守城铺，如有妄行出入，及高声言语者，立斩；大开四门，每一门上用二十军士，扮作百姓，洒扫街道，如魏兵到时，不可擅动，吾自有计。孔明乃披鹤氅，戴纶巾，引二小童携琴一张，于城上敌楼前，凭栏而坐，焚香操琴。却说司马懿前军哨到城下，见了如此模样，皆不敢进，急报与司马懿。懿笑而不信，遂止住三军，自飞马远远望之。果见孔明坐于城楼之上，笑容可掬，焚香操琴。左有一童子，手捧宝剑；右有一童子，手执麈尾。城门内外有二十余百姓，低头洒扫，旁若无人。懿看毕大疑，便到中军，教后军作前军，前军作后军，望北山路而退。次子司马昭曰："莫非诸葛亮无军，故作此态？父亲何故便退兵？"懿曰："亮平生谨慎，不会弄险。今大开城门，必有埋伏。我兵若进，中其计也。汝辈岂知？宜速退。"于是两路兵尽皆退去。孔明见魏军远去，抚掌而笑。众官无不骇然。乃问孔明曰："司马懿乃魏之名将，今统十五万精兵到此，见了丞相，便速退去，何也？"孔明曰："此人料吾生平谨慎，必不弄险；见如此模样，疑有伏兵，所以退去。吾非行险，盖因不得已而用之。此人必引军投山北小路去也。吾已令兴、苞二人在彼等候。"众皆惊服曰："丞相之机，神鬼莫测。若某等之见，必弃城而走矣。"孔明曰："吾兵止有二千五百，若弃城而走，必不能远遁。得不为司马懿所擒乎？"后人有诗赞曰：瑶琴三尺胜雄师，诸葛西城退敌时。十五万人回马处，土人指点到今疑。言讫，拍掌大笑曰："吾若为司马懿，必不便退也。"遂下令，教西城百姓，随军入汉中，司马懿必将复来。于是孔明离西城望汉中而走。天水、安定、南安三郡官吏军民，陆续而来。

空城计的着眼点在于孔明掌握了司马懿的心理："此人料吾生平谨慎，必不弄险；见如此模样，疑有伏兵，所以退去。吾非行险，盖因不得已而用之。"孔明自说："吾非行险，盖因不得已而用之。"事情不到危急阶段，是不会出现与"生平谨慎，必不弄险"反差很大的现象。空城计给我们的启示是，在出现有悖于常理的现象时，一定要细心留意，是否有现象与本质不符的情况。中医的寒热真假现象与此极为相似。假象多见于重病患者，证有真假，真者易知，假者难明。若见一派热象，治宜清凉；若见一派寒象，治宜温热。辨之无惑，治疗自然无差矣。然而临床见证，并非都是纯阴、纯阳、纯寒、纯热之证，病情变化，隐微曲折，错综复杂。所以必须知之深，明之切，而后才能诊断正确，施治无误。张景岳说："寒热有真假者，阴证似阳，阳证似阴也。盖阴极反能燥热，乃内寒而外热，即真寒假热也；阳极反能寒，即真热假寒也。"说明寒热真假，即指真寒假热和真热假寒二类。假热之象多见于疾病深重阶段，假寒之象多见于邪热盛伏、阳郁不伸之时。由于寒热并见，真假并存，反映现象和本质的不相一致性，其中反映疾病本质者谓"真"，不反映疾病本质者谓"假"，故称"寒热真假"。在真寒假热证中，寒是本质，热是假象；在真热假寒证中，热是本质，寒是假象。张仲景在《伤寒论》中就曾提出"病人身大热，反欲得近衣者，热在皮肤，寒在骨髓也；身大寒，反不欲近衣者，寒在皮肤，热在骨髓也"的鉴别方法。如患者身大热，好像是阳盛热证，但反而想多穿衣服或多盖被子，说明身热是假象，是由于阴寒盛于内，逼迫阳气浮于外所致，属于内有真寒、外有假热的阴盛格阳证，所以说是"热在皮肤，寒在骨髓也"。反之，患者身大寒，或表现为怕冷，或表现为手足颇冷，但他不想多穿衣服或加盖被子以取暖，这说明身寒是假象，是由于阳热郁闭于内，格阴于外所致，属于内有真热、外有假寒的阳盛格阴证，所以说是"寒在皮肤，热在骨髓也"。张仲景以病人身大热或身大寒，欲得近衣或不欲近衣，作为鉴别诊断的依据，来辨别寒热真假，便是抓住了疾病的本质和要害。

这里我们可以看一看清代名医喻嘉言治徐国桢一案。

徐国桢，伤寒六七日，身热目赤，索水到前，复置不饮，异常大躁，将门牖洞启，身卧地上，辗转不快，更求入井。一医汹汹，急以大承气与服。喻诊其脉，洪大无伦，重按无力，谓曰："此用人参、附子、干姜之证，奈何认为下证耶？"医曰："身热目赤，有余之邪，躁急若此，再与姜附，逾垣上屋矣。"喻曰："阳欲暴脱，外显假热，内有真寒，以姜附救之，尚恐不能胜任回阳之伍，况敢以纯阴之药重竭其阳乎？观其得水不欲饮，情已大露，岂水尚不欲咽，而反可咽大黄、芒硝乎？天气懊蒸，必有大雨，此证顷刻大汗，不可救矣。且既认大热为阳证，则下之必成结胸，更可虑也，唯用姜附，所谓补中有发，并可散邪退热，一举两得，不必疑虑。"以附子、干姜各五钱，人参二钱，甘草二钱，煎成冷服后，寒战戛齿有声，以重棉和头覆之，缩手不可与诊，阳微之状始见，再与前药一剂，微汗热退而安。

本案诊为真寒假热，其辨证的着眼点在于脉重按无力、索水不欲咽。此等复杂病症，全凭医者仔细诊察，透过现象看本质，抓住疾病的主要矛盾，不为假象所惑，然后对证下药，始能挽回危局。若以假为真，误投寒药以治真寒假热之证，不啻落井而又投石，祸不旋踵。

下面我们再看一例明代名医李中梓辨治真热假寒的医案。

韩茂远，伤寒九日以来，口不能言，目不能视，体不能动，四肢俱冷，皆曰阴证。士材诊之，六脉皆无。以手按腹，两手护之，眉皱作楚。按其趺阳，大而有力，乃知腹有燥屎也。与大承气汤，得燥屎六七枚，口能言，体能动矣（节录自《古今医案按》）。

这是典型的真热假寒医案，李中梓能力排众议，敢用大承气汤，其真知灼见与胆大心细值得我们探究。该患者病伤寒已九日，口不能言，目不能视，体不能动，四肢俱冷，六脉皆无，且诸医皆辨为阴证，非至虚而何？李氏之可贵即在于未随声附和，而是进行了深层次的思考。果系至虚，何以腹痛拒按？六脉皆无，何以趺阳脉独存且大而有力？腹痛拒按示肠中有燥屎；趺阳脉属胃之经脉，大而有力足以证明邪热积滞蕴结肠间。如此看来，六脉皆无是脉伏而非脉绝了。再说四肢俱冷，乃实热阻遏，阳气不能外达。不能言、视、动，似是神昏，但按其腹则"两手护之，眉皱作楚"，足见神志清楚。《伤寒论》载，见烦躁、谵语、喘冒不能卧、目中不了了、睛不和、不识人、直视、循衣摸床等症状时，当以大承气汤下之则愈，因此士材毅然下之。

临床诊病，贵在辨证。阴、阳、表、里、寒、热、虚、实，全资医者之周察、精审、慎思、明辨。认清本质，紧守病机，审因治疗，每有立竿见影之效；误诊错治，多有祸不旋踵之殃。所以对于疑难疾患，医者一定要亲力亲为，分辨寒热真假，不能道听途说。就如一个优秀的指挥员，不能只看地图，还要亲自侦察地形一样，甚至还要火力试探一下，才能做出更正确的决策。

比如抗日战争时期经典的可以和平型关大战相媲美的神头岭伏击战。作战参谋通过仔细研究作战地图，一致决定将伏击战场设在神头岭。从地图上看，位于潞城县城东北 12.5 公里处的神头岭确实是个打伏击战的好地方。那里有一条深沟，公路正从沟底通过，两旁山势陡险，既便于隐蔽部队，也便于出击。但是，陈赓没有马上做结论，而是环视一下会场，然后问道："神头岭的地形谁看过？"会场一阵沉默，参谋们没有人察看过现场地形。陈赓宣布散会，立即带领侦察警戒小组前往神头岭。现场情景令所有人大吃一惊：实际地形与地图标示的完全两样，公路不在山沟里，而在山梁上。路两边地势比公路略高，但没有任何隐蔽物。山梁宽度不过一二百米。显然，这样的地形，是不大适合打伏击的。由于实地察看了地形，陈赓分析说："一般讲，神头岭打伏击的确不太理想。但是，现在，却正是我们出其不意地打击敌人的好地方。正因为地形不险要，敌人必然麻痹。山梁狭窄，兵力确实不易展开，但敌人更难展开。"于是陈赓决心还是要在神头岭打一场伏击战，变不利为有利，取得了胜利，使神头岭成了日军的"伤心岭"。

《伤寒论》中提到的试探法："恐有燥屎，欲知之法，少与小承气汤，汤入腹中，转矢气者，此有燥屎也，乃可攻之。若不转矢气者，此但初头硬，后必溏，不可攻之。"大承气汤不敢给，先给小承气汤，瞧瞧他转矢气不转矢气。有些疾病甚至要服药试探才能有助于认识疾病的真象。这也是临床上很重要的问题之一，应当引起足够的重视。

寒热真假是机体严重阴阳失衡状态下出现的一种反常状态，这与孔明所说"吾非行险，盖因不得已而用之"的情况极为相似。

第二十回
邓艾渡阴平——奇兵攻疾改战局

孙子讲："凡战者，以正合，以奇胜。"灵活运用战略战术，是取得战争胜利的关键。战争历史表明，在正面战场出现僵持局面的情况下，轻兵袭击敌之弱点常能一举改变战局。《三国演义》中便有许多这样出奇制胜的案例典范。

比如大家熟知的邓艾偷渡阴平，就是在魏、蜀决战中出现的这样关键性的"一招棋"。足智多谋的邓艾率轻兵开山辟路，"自阴平行无人之地七百余里"，直捣敌人的"心脏"——成都，结果，使姜维的六万兵马（合张翼等部众）无用武之地，终于导致了西蜀政权的覆亡。

纵深，历来是作战双方最敏感的地区，是改变战局的枢纽。在魏、蜀决战的初期，当钟会长驱直入蜀汉腹地之际，远在阆中的姜维巧妙摆脱邓艾、诸葛绪两路兵马的追击堵截，迅速驰援剑阁，成功地打破了司马昭"西路钳制，东路突击"的作战企图。由于姜维牢牢把住剑阁这一战略要冲，致使钟会大军攻难以进取，守难以持久，由主动转变为被动。然而，邓艾出其不意地从阴平渡险，对敌实施纵深打击，使得蜀军防御的"空间差"增大，无法填补，主动权又易于魏军之手。

历代兵家对邓艾的这一举动有诸多评说。有的认为是一个成功的奇袭战例，有的认为是灵活穿插的典范，还有的认为是邓艾深察西蜀地理的结果，等等，这些无疑是正确的。但邓艾阴平渡险的成功，还说明了一个尤其值得研究的问题，当两军处于相持态势时，设法避开对方的防御硬壳，迅速地向敌人纵深的"软腹部"进攻，是从根本上扭转战局，争得主动的良策。在魏、蜀决战中，倘若没有邓艾阴平渡险这关键一击，蜀军虽然处于劣势地位，但依托着有利的险要地势，仍可长期抗拒魏军的正面突击，直至拖垮对手，使司马昭无功而返。

实施纵深打击，向敌人的"软腹部"开刀，还需要有充分的胆略。这是因为，要避开对方的正面力量，直插其纵深，往往需要从敌人的不意之地和不虞之途进击。而大凡敌不虞之处，又多是天险栈道之绝地。阴平渡险，在史料中也叫阴平凿险，可以想象阴平一带的地势是何等险要。对此，《演义》中有一段很精彩的描写。

艾乃先令子邓忠引五千精兵，不穿衣甲，多执斧凿器具，凡遇峻危之处，凿山开路，搭造桥阁，以便军行。艾选兵三万，各带干粮、绳索进发。约行百余里，选下三千兵，就彼扎寨；又行百余里，又选三千兵下寨。是年十月自阴平进兵，至于巅崖峡谷之中，凡二十余日，行七百余里，皆是无人之地。魏兵沿途下了数寨，只剩下二千人马。前至一岭，名摩天岭，马不堪行，艾步行上岭，正见邓忠与开路壮士尽皆哭泣。艾问其故。忠告曰："此岭西皆是峻壁巅崖，不能开凿，虚废前劳，因此哭泣。"艾曰："吾军到此，已行了七百余里，过此便是江油，岂可复退？"乃唤诸军曰："不入虎穴，焉得虎子？吾与汝等来到此地，若得成功，富贵共之。"众皆应曰："愿从将军之命。"艾令先将军器撺将下去。艾取毡自裹其身，先滚下去。副将有毡衫者裹身滚下，无毡衫者各用绳索束腰，攀木挂树，鱼贯而进。邓艾、邓忠，并二千军，及开山壮士，皆度了摩天岭。

军事辩证法就是这样，正因为阴平一带地势险要，才造成了蜀军的不意。俗话说："地无兵不险，兵无地不强。"阴平虽险，但蜀军因无一兵一卒防守，这一险地反而成了魏军走向胜利的通途。关于邓艾阴平渡险一事，史料中确有记载。《演义》比较真实地反映了这一事件，将邓艾阴平渡险的艰难情景描写得使人如临其境，不仅刻画出了邓艾智勇双全的人物性格，同时也形象地体现了深入敌后以"以奇兵冲其腹心"的谋略思想。

从以上所述可以看出，纵深打击对进攻者是争取主动权的重要手段，对防御者来说更有其特殊的意义。在魏、蜀决战中，假如不是邓艾轻兵袭后，而是蜀军有一支精兵威逼长安，则很可能会造成魏军战略进攻的全线崩溃。魏延曾经就北伐中原提出过这一条重要建议。

诸葛亮巩固西南以后，便按照隆中对策中既定的战略方针，开始北伐中原。大军行至河阳，探马飞报，魏军都督夏侯楙，"调关东诸路军马，前来拒敌"。这时，行伍出身的名将魏延向诸葛亮提出一个发人深省的建议："夏侯楙乃膏粱子弟，懦弱无谋。延愿得精兵五千，取路出褒中，循秦岭以东，当子午谷而投北，不过十日，可到长安。夏侯楙若闻某骤至，必然弃城望横门邸阁而走。某却从东方而来，丞相可大驱士马，自斜谷而进。如此行之，则咸阳以西，一举可定也。"不过可惜，诸葛亮却认为魏延的主意"非万全之计"，因而固执地决定"从陇右取平坦大路，依法进兵"。

当时，蜀军从汉中北进中原，必须通过几百里的高山险谷，因地形条件所限，只有两个方向可供选择。一是出秦岭入关中。这个方向有三条通道，即子午道、傥骆道和褒斜道。三条通道，都是谷长路险，给军事行动特别是大兵团行动带来诸多困难。相比较来说，位于秦岭东头的子午道，离长安最近。据《兵要地志》介绍，它的南谷叫午，北谷叫子，从石泉起，向北到长安以南百余里止，谷长六百六十里。另一个方向，则是由汉中经阳平关、武兴、祁山至天水，道路虽远，但比较平坦。

魏延的建议对当时的敌情、道路、作战方案及战役演变等各个方面都做了比较切合实际的分析，应该说是颇有见地的。倘若诸葛亮能够采纳，并以此作为北伐作战的军事指导思想，可能很快就会实现夺取长安、收复三秦的目的。魏延建议的正确性，主要表现在以下几个方面。

首先，山地作战须多用奇兵，包括奇袭、伏击等出其不意的军事行动。出奇制胜，在军事指挥上是一个通则。不论平原、山地或江河、湖泊，都应坚持以奇兵取胜，这一点在山地更为重要。山区由于受其复杂的地形所限，不利于大兵团开展正规作战，但适宜小部队、特种作战部队活动。还要看到，对于进攻者来说，高山峻岭既是影响军事行动的障碍，又是隐蔽军事行动的屏幕。善于出奇制胜的将军，总喜欢在这个屏幕的掩护下去钻对手的空子，造成对方防守作战的时间差和空间差。

汉中与秦川，为秦岭山脉的重峦叠嶂所阻隔，宜守而不宜攻。蜀军欲北至秦川，如非奇袭，难以制胜。魏延正是根据这一实际情况，提出了自带"精兵五千，循秦岭以东，当投子午谷而北"的奇袭建议。

其次，在魏延的建议中，一方面提出自己带五千精兵从子午谷突击魏军防御腹地长安，一方面又强调"丞相可大驱士马，自斜谷而进"，这样，就形成了奇正相辅的进攻态势。按照孙子关于"奇正"的用兵思想，在奇正二者并用的情况下，正兵主要为了吸引敌人，示形于敌，以掩护奇兵行动的突然性。诸葛亮在"隆中对"中提出把夺取秦川作为战略出击、统一华夏的主要方向，毫无疑问是借鉴了刘邦兵出关中，与项羽争夺天下的历史经验。当时，刘邦的大将韩信采用"明修栈道，暗度陈仓"之计，由汉中攻入关中，一举平定三秦。"明修栈道"的目的就在于示形于敌，吸引敌人的注意力，也算是一种"正"。而当敌人把目光集中在通往关中的栈道老路上时，韩信却率军暗中抄小路迂回到陈仓（今陕西宝鸡以东），发起突然袭击，打敌一个措手不及。应该承认，若没有"明修栈道"之举，是不会取得"暗度陈仓"之功的。

魏延的建议，还包含着奇与险、险与夷的辩证关系。一部活生生的战争史表明，无奇不险。出奇用兵，本身就意味着担风险、闯难关。然而，军事辩证法就是如此，地狱的入口处也是通往天堂的大门，在许多情况下，危途险地其实也正是对手的不虞之处，正是敌方将帅思维判断的"死角"。因此，从这个意义上讲，在最大的危险中，常常包含着最多的安夷和成功的因素。人们以为不可取胜的时间、地点，往往是可以走向胜利的坦途。用兵一贯谨慎的孔明，在决策时只看到魏延建议的危险方面，却忽略了险中有夷、危中有利的另一面。由此也说明了一个道理，过于谨慎的将帅，虽然处处考虑很周全，但常常因为不敢冒必要的风险而难以创造出惊人的业绩。诸葛亮六出祁山，虽然在战术上取得了一些胜利，但由于在总的作战指导思想上采取了谨慎、保守的策略，所以终未获取更大的成功。

另外，关于魏延这个建议的正确性，还可以从司马懿的一段话中得到反证。据《演义》讲，后来司马懿带兵来拒蜀军时，曾对先锋张郃说："诸葛亮平生谨慎，未敢造次行事。若是吾用兵，先从子午谷径取长安，早得多时矣。他非无谋，但怕有失，不肯弄险。"作者通过司马懿之口，再次说明了由于诸葛亮过于小心谨慎，造成了蜀军作战指导上的失策。

魏延建议由子午道出奇兵直取长安，在历史上确有其事。不少历史学家都从祁山作战中看出了诸葛亮在用兵上的不足之处，尽管他足智多谋，满腹经纶韬略，但在用兵指导上常因性格谨慎而坚持保守的策略。对此，陈寿在《三国志》中的评语尤为恳切："（亮）治戎为长，奇谋为短；理民之干，优于将略。"《演义》的作者尽管想把孔明描写成完人，特别是在智谋韬略上，企图把诸葛亮塑造成智慧的化身，但像诸葛亮六出祁山没有什么进取这样一些重大历史事实，却是不能更改的。因此，罗贯中笔下的孔明，也必然是一个美玉有瑕的人物形象。

同样，对于疑难顽疾、多年沉寒痼疾，就如占有优势的敌人，如能出奇兵，则可能有柳暗花明之机。然而，奇兵，就必须如邓艾过摩天岭一般，必经过一番艰难险阻，且有一定风险，若如"诸葛亮平生谨慎，不肯弄险"，是不易成功的，这就需要医生有超出常人的经验和胆识、患者有坚韧的毅力才能达到。下面我们就来学习一下两位有丰富经验和胆识的经方大家运用奇兵攻疾的病案。

一则，经方大家范中林治疗顽固头痛病案。

李某，男，48岁。解放军某部老红军。

1957年12月，患剧烈头痛，夜间尤甚。痛时自觉头部紧缩似鸡蛋大小，如铁箍紧束，不能入睡。在四川某医院住院八个多月，病因不明，按"神经官能症"治疗，每日服安眠药强行控制。出院后，头痛复发，又增肩背痛楚如缚。后转部队某医院，采用睡眠疗法等治疗。又入某医院，按"癔病"论治。病情未见好转，被迫全休。每日剧痛发作一至数次。发展严重时，舌强目呆，手不能抬，脚不能移，说不出话。1965年来诊。

［初诊］头剧痛，连及肩背，每日发作数次。神衰气短，四肢无力，手足不温，经常下利。面色萎黄，舌质暗淡，苔黄夹白，根部厚腻。此为太阳少阴证，多年陈寒凝聚已深，表里之邪交织难解。法宜扶阳解表，峻逐阴寒。以麻黄细辛附子汤加味主之。

处方：麻黄10g，制附片60g（久煎），辽细辛6g，桂枝12g，干姜60g，生姜120g，甘草30g。

［二诊］上方连服十余剂，头痛减轻，余证同前。病重药轻，熟附久煎，难奏其功。遂令将上方加倍重用附子，改久煎制附片为略煎（煮沸后二十分钟下群药）。嘱其尽量多服。若身麻，甚者失去知觉，不必惊骇，任其自行恢复。

处方：麻黄10g，制附片120g（略煎），辽细辛6g，桂枝12g，干姜60g，生姜120g，甘草30g。

患者遵法服之，服后等待药性发作。半小时后，信步庭院，忽然倒下。被家人抬进卧室，很快清醒。除全身发麻外，无明显不适。起身后，又倒在地上，口中流出不少清涎黏液。数小时后，逐渐恢复常态。间隔数日，依上法又重复一次。从此，多年剧痛明显减轻，头、肩、背如紧箍重压之苦皆如释。其后将初诊方附片改久煎，又连续服用两月，病遂基本治愈。十余年来，未再复发。

1979年10月31日追访：患者已年逾花甲，谈笑风生，介绍二十年来患此奇病之种种经历，不胜感慨之至。

［按语］此例头部之剧痛，如绳索捆绑，似头戴"紧箍"之状，乃寒湿之邪久聚，循太阳经入里，日积月深而不解。此所谓"寒中少阴之经，而复外连太阳"。以麻黄细辛附子汤加味，峻逐表里寒湿之凝滞。钱天来称此方为"温经散寒之神剂"，实临床经验之谈。

二则，吴佩衡老先生用大剂附片治疗虚寒胃痛病案

徐某，男，年四旬余，云南省大姚县人，住滇南个旧市。1923年10月来昆明治病，就诊于余。询及由来，悉知患心胃痛证已二十余年，经中西药物屡治未效，近则病情日见增剧，形体消瘦，面容不展。胸膈痞胀作痛，两胁满闷不舒，脘腹灼痛，痛极则彻于胸背，固定不移，从心下至脐腹隆起板硬如石，按之亦痛，腰背如负薄冰，凛凛而寒。时而泛酸上冲咽喉，呕吐黄绿酸苦涎水，心中嘈杂，知饥而不能食，唯喜烫饮，饮而不多。大便干结难解，小便短涩，手足不温，少气无力，入夜难寐。舌淡，苔白滑腻。脉来沉迟，息间仅两至半，且短而弱。良由病久阳虚，真火内衰，阴寒内结，脾阳不运，无力以制水邪，肝郁不疏，挟寒水上逆犯胃凌心。阳虚为病之本，寒水泛溢为病之标，乃本虚标实之证，法当扶阳温散寒水之邪治之，先拟乌梅丸方一剂。

附片 100g，干姜 30g，桂尖 30g，细辛 10g，黄连 10，焦黄柏 10g，当归 25g，川椒 3g（炒去汗），党参 3g，乌梅 2 枚。

服上方，痛稍减，呕吐酸苦水已少。此病历经二十余载，根深蒂固，邪实而证顽矣，欲除病根，非大剂辛温连进，方能奏效。以余多年临床体验，此证每于服药之后，或见脘腹增痛，或吐酸、便泻、小便色赤而浊等征象，可一时有所表露，此乃药与病相攻，祛邪之兆。若药能胜病，犹兵能胜敌，倘畏惧不专，虽欲善其事，而器不利也，何以克服！古云："若药不瞑眩，厥疾弗瘳。"余将此理告病者，务期早除痛苦，渠则严然信守，遂以吴萸四逆汤加味治之。

附片 150g，吴茱萸 18g，干姜 60g，上肉桂 18g（研末，泡水兑入），公丁香 5g，茯苓 30g，白胡椒 3g（研末，兑服），甘草 15g。

服药后果如余言，一剂则痛反较增，二剂则腹中气动雷鸣。三剂则涌吐大作，吐出黄绿苦水盈盂，吐后胸胃痞胀舒缓，白滑苔渐退。更照原方，附片量增至 200g，每日一剂，连进十剂，愈服越见吐，痛不减反有所增之势，小便色赤但较长，已十余日不大便，诊视则白滑苔已退尽，但舌本透白而无血色，脉转缓和稍有神，仍喜滚饮而畏寒，正邪交作，势均力敌。仍照前法，再进不怠。拟方白通汤加上肉桂。

白附片 300g，生盐附子 150g，干姜 150g，葱白 9 茎，上肉桂 10g（研末，泡水兑入）。

连服二剂，大便始通，色黑如漆，腹痛，痞硬稍减，能略进饮食。再服数剂，大便则畅泻，色黑绿，臭不可当，脘腹疼痛及痞硬顿失其半，胃逆作酸已减少。此阴寒溃退，元阳渐复。照原方去葱白，加茯苓 30g，砂仁 15g，白术 30g，甘草 18g。连进数剂，大便由稀而溏，色渐转黄，饮食渐增，舌质已略显红润之色；脉沉细，一息已四至；腹中痞硬已消去八九，唯胃脘中仍感灼辣疼痛，时而吐酸水一二口，复主以乌梅丸方。服三剂，吐止痛减，食量增加，背寒肢厥已回温。唯形体枯瘦，正气未充，精神尚差，胃中尚时而隐痛，继以桂附理中汤加黄芪，并兼服乌梅丸，每日三丸。每服均见好，连服十数余剂而愈，体健如常。

此两案中，都有服药后剧烈反应，甚至剧烈至昏倒。由于医者具有丰富的经验和超人的胆识，继续治疗才取得了成功。此反应就如"邓艾之过摩天岭"之经历的险阻，非有毅力者不能成功。前面提到清代名医尤在泾在谈到乌头汤方义时，曾引用《三国演义》中的故事以说明，把麻黄、乌头类药物（含附子）等药比喻为邓艾等主将。用药如用兵，对于疑难重症的治疗，必须善于运用药中之"猛将"。云南中医学院首任院长吴佩衡老先生提出中药"十大主帅"。兹引述如下，以供大家参考。

一、附子　二、干姜　三、肉桂　四、麻黄　五、桂枝

六、细辛　七、石膏　八、大黄　九、芒硝　十、黄连

吴老说："此十味药品，余暂以十大'主帅'名之，是形容其作用之大也。由于少数医家，以为此等药物性能猛烈而不多使用，即使偶然用之而用量较轻，虽对一般轻浅之病亦多获效，但对于严重病患及沉疴痼疾，则疗效不显。据余数十年经验，如能掌握其性能，与其他药物配伍得当，且不违背辨证论治之精神，在临床工作中，不但治一般常见疾病效若桴鼓，并且治大多数疑难重证及顽固沉疴，亦无不应手奏效。但如诊断不确，或配伍不当，则不但无效，反而使病情增剧，变证百出。唯是不良后果，只能责之于用之失当，绝不能归咎于药性之猛烈，更不能将其化险为夷之巨大作用一笔抹杀也。盖病之当服，乌、附、硝、黄，皆能起死回生；病不当服，参、芪、归、地，亦可随便误人。故谚云：'人参杀人无过，附子大黄救人无功。'关键在于能否分清虚实寒热，当用、不当用而已。至若此等药品组合之方剂，实不胜枚举。简言之，左有青龙，右有白虎，前有承气与泻心，后有四逆与真武。再推广之，针对不同病情，灵活运用，加减化裁，即可以东挡西杀，南征北剿，而收战无不胜，攻无不克之效。昔贤所谓'用药如用兵，药不胜病，犹兵不胜敌'，旨哉斯言。能否胜敌，应视善不善用兵而定，此不易之理也。因此，我把这十味药比喻为治病救人之十大'主帅'。"

前面《转阳法——读三国，学中医之一》一篇中提到郑钦安氏服药须知一段话，可为上面两例中医大家用药经验及胆识的最好注解，又是业医者除用药治病外的另一种功夫，颇为重要；也是奇兵制胜之用药的最好注解。

第二十一回

二士莽争功——"肾衰大枣"克顽水

上篇中提到，在讲乌头汤方义时，清代名医尤在泾《金匮要略心典》里这样说："此治寒湿历节之正法也。寒湿之邪，非麻黄、乌头不能去，而病在筋节，又非如皮毛之邪可一汗而散者，故以黄芪之补，白芍之收，甘草之缓，牵制二物，俾得深入而去留邪。如卫瓘监钟、邓入蜀，使其成功而不及于乱，乃制方之要妙也。"尤在泾引用《三国演义》中的二士争功故事以说明此方方义。

《三国演义》中说道：钟会出师，司马昭送之于城外十里方回。西曹掾邵悌密谓司马昭曰："今主公遣钟会领十万兵伐蜀，愚料（钟）会志大心高，不可使独掌大权。"昭笑曰："吾岂不知之？"悌曰："主公既知，何不使人同领其职？"昭言无数语，使邵悌疑心顿释。

司马昭谓西曹掾邵悌曰："朝臣皆言蜀未可伐，是其心怯。若使强战，必败之道也。今钟会独建伐蜀之策，是其心不怯。心不怯，则破蜀必矣。蜀既破，则蜀人心胆已裂。'败军之将，不可以言勇；亡国之大夫，不可以图存。'会即有异志，蜀人安能助之乎？至若魏人得胜思归，必不从会而反，更不足虑耳。——此言乃吾与汝知之，切不可泄漏。"邵悌拜服。

在邓艾与钟会两员猛将伐蜀过程中，姜维退守剑阁关，据守险要。钟会兵团不能前进，粮食缺乏，运输线又太长，便打算班师。如果，邓艾与钟会会师，共同进攻剑阁，也不一定能成功，那么灭蜀战争也就由此而终。但是，战争，有着它的魅力之处，只有具有冒险特性的战争才会魅力四射。邓艾，这位天才军事家在分析了敌我情形，特别是要与钟会争夺灭蜀之功后，他决定由小路突袭成都。这一招，就如当年韩信的暗度陈仓之策。他挑选精锐部队由阴平山路进军，凿山开路，遇水架桥，爬藤攀树，跳崖前进，终于突然出现在成都平原之上。江油城守将马邈投降。诸葛瞻率军迎击邓艾失败。刘禅御前会议，决定投降。姜维得知诸葛瞻战死，急撤军援救，接到刘禅的降书，遂降钟会。邓艾大胜之际，兴奋难当，对蜀国降君降臣大封官爵，自作主张，不再向司马昭报批。邓艾致书司马昭曰：臣艾切谓兵有先声而后实者，今因平蜀之势以乘吴，此席卷之时也。然大举之后，将士疲劳，不可使用；宜留陇右兵二万、蜀兵二万，煮盐兴冶，并造舟船，预备顺流之计；然后发使，告以利害，吴可不征而定也。今宜厚待刘禅，以致孙休；若使送禅来京，吴人必疑，则于向化之心不劝。且权留之于蜀，须来年冬月抵京。今即可封禅为扶风王，锡以资财，供其左右，爵其子为公侯，以显归命之宠：则吴人畏威怀德，望风而从矣。

司马昭览毕，深疑邓艾有自专之心，乃先发手书与卫瓘，监军卫瓘取出司马昭手书与艾。书中说邓艾所言之事，须候奏报，不可辄行。艾曰："'将在外，君命有所不受。'吾既奉诏专征，如何阻当？"遂又作书，令来使赍赴洛阳。时朝中皆言邓艾必有反意，司马昭愈加疑忌。忽使命回，呈上邓艾之书。司马昭看毕大惊，忙与贾充计议曰："邓艾恃功而骄，任意行事，反形露矣。如之奈何？"贾充曰："主公何不封钟会以制之？"昭从其议，遣使赍诏封会为司徒，就令卫瓘监督两路军马，以手书付瓘，使与会伺察邓艾，以防其变。

钟会既受封，即请姜维计议曰："邓艾功在吾之上，又封太尉之职；今司马公疑艾有反志，故令卫瓘为监军，诏吾制之。伯约有何高见？"维曰："愚闻邓艾出身微贱，幼为农家养犊，今侥幸自阴平斜径，攀木悬崖，成此大功；非出良谋，实赖国家洪福耳。若非将军与维相拒于剑阁，艾安能成此功耶？——今欲封蜀主为扶风王，乃大结蜀人之心，其反情不言可见矣。——晋公疑之是也。"会深喜其言。维又曰："请退左右，维有一事密告。"会令左右尽退。维袖中取一图与会，曰："昔日武侯出草庐时，以此图献先帝，且曰：'益州之地，沃野千里，民殷国富，可为霸业。'先帝因此遂创成都。今邓艾至此，安得不狂？"会大喜，指问山川形势。维一一言之。

司马昭遣人到钟会军前，令会收艾；又遣贾充引三万兵入斜谷，昭乃同魏主曹奂御驾亲征。西曹掾邵悌谏曰："钟会之兵，多艾六倍，当令会收艾足矣，何必明公自行耶？"昭笑曰："汝忘了旧日之言耶？——汝曾道会后必反。吾今此行，非为艾，实为会耳。"悌笑曰："某恐明公忘之，故以相问。今既有此意，切宜秘之，不可泄漏。"昭然其言，遂提大兵起程。

却说钟会入成都，尽得邓艾军马后，威名大震。正与姜维谋反，忽报司马昭有书到。会接书。书中言："吾恐司徒收艾不下，自屯兵于长安；相见在近，以此先报。"会大惊曰："吾兵多艾数倍，若但要我擒艾，晋公知吾独能办之。今日自引兵来，是疑我也！"遂与姜维计议。维曰："君疑臣则臣必死，岂不见邓艾乎？"会曰："吾意决矣！——事成则得天下，不成则退西蜀，亦不失作刘备也。"

后来，钟会、邓艾死于乱军之中，二士争功到此结束。邓艾、钟会乃天下良将，蜀道之难，难于上青天，没有他们，灭蜀不易。然而他们灭蜀之后，都有居蜀自立之心，司马昭棋高一着，让卫瓘监军，使他们功成而不留。其实，中医治病的道理与其何其相似，猛药如麻黄、乌头之类，就如邓艾、钟会之良将，没有它们，风湿之邪不能除，但如过用，其毒性及不良作用留在体内，反伤正气。所以，中医的方法是去性取用，聚毒药以供医事，通用配伍，使其又不伤正气。所以在解释《金匮要略》治病历节不可屈伸之疼痛的乌头汤（乌头、麻黄、黄芪、芍药、甘草）方义时，尤在泾引用此故事来说明这个比喻。

其实，这与中医扶正祛邪等原理是一致的，受此三国故事的启发，我把"肾衰大枣"的运用实践中取得的一些疗效，介绍如下，以飨读者。

十枣汤，是中医治疗水饮为患一个方剂，用大戟、芫花、甘遂以攻逐水饮。因用三个大毒之药峻下，恐伤害脾胃，有损正气，故用肥大枣十枚煎汤，送服药末。这样既可培补中土，扶正以制水，又可监制三药的毒性，取名"十枣汤"的意义也就在此。胡希恕老中医用十枣汤改良剂型治疗胸水、腹水，就符合以上用药如用兵的道理。

　　胡老说："十枣汤这个方子我也常用，它不但治悬饮这类病，而且凡是胸水它都能治。甚至有时也用它来治腹水，真正的实证的腹水也可以用它。但不要照原方后说的服法用。我用这个大枣最少用250g，有时用500g，煮这么大量的枣得用大砂锅。先煮大枣，煮得稀烂，把枣皮和枣核挑出来不要，只汤和枣肉在里头，那个枣不要有虫子的坏枣，所以要好好挑挑。芫花、甘遂、大戟要汤剂不要粉剂，我都用二至三钱，用量好像挺重，其实没多大关系，把这几味药搁到枣汤里煮，煮得差不多了，把药渣捞出来，就喝这个枣汤，吃枣肉。要让患者少吃，一下子吃多了那可泻得不得了！一会儿吃一点儿，一会儿吃一点儿，开始泻下了，就暂停不要再吃。要注意观察，掌握分寸，必须得多加小心，古人在这上头是特别注意的。我治好过很多这类患者，悬饮的饮在上头，所以尤其对胸水，十枣汤最好使，相当保险，你们可以这么用。心里没底的大夫可以三味药各搁二钱，不过这枣必须得多搁，没枣可不行，我就是这样来用这个汤剂的，胸水、腹水我都这么用，这个非常好用。肝炎腹水我也这么用，太顽固的腹水、一般药治不好的腹水就用这个，我这么用对患者没伤害，吃来吃去，他这个肚皮发皱纹了，一发皱纹就要好了。大戟、芫花、甘遂本来是毒药，但是因为大量用枣，所以没问题的。"

　　无独有偶，著名中医学家叶橘泉在研究运用中医药治疗血吸虫病探索中，发现民间用"龙虎草"和"天平一枝香"治疗腹水很有效，但服后有呕吐、腹泻现象。经初步鉴定，都是大戟科的京大戟，可能和中药店中的红芽大戟是同类。并且张洁古《活法机要》曰："腹大如鼓，用红芽大戟一斤，大枣一斤，加适量的水，煮至汤干，去大戟，食枣，自少至多，以泻下为度，不尽剂而愈。"大戟内服，刺激胃肠，容易呕吐，叶老认为张洁古用大枣煮服的方法可以减少刺激，值得仿效。

中医肿瘤专家黄金昶教授把十枣汤改良用于晚期肿瘤患者痰多的情况，黄教授说：大家别小看这一点改变，这里融进了许多智慧．

笔者早年在临床工作中，曾用十枣汤为散剂装胶囊给患者服用，一粒胶囊的量在 0.5g 左右，服下后利水作用很好，但攻邪太过，对于原来就体衰气弱的患者，不是太适宜。

看到前辈们的变通之法，结合用药如用兵的启发，我把十枣汤这个峻下逐水剂改良为利尿剂，用于慢性肾衰竭的患者，取得一些疗效，如治一例肾衰竭，肌酐指标 1300 以上，让患者用大枣 500g 煮烂，芫花、甘遂、大戟各 2g，打粉加入枣肉中，让患者吃枣肉，从小量开始，后三味药逐渐加至各 9g，服药一段时间以后，浮肿逐渐消退，患者精神状态很好。患者没有进行血透有 1 年多，短期疗效尚可，长期疗效尚等待观察。对于肾衰竭，现今多行透析，借用兵家思维讲，"肾衰大枣"变峻下逐水剂为利尿剂，作为一种有益的探索，供大家参考。

从另外一个角度来说，监军如不懂军事，对主帅制约太过，也会误了军机，这种历史的教训是很多，很深刻的。所以，在一些方子中，牵制性的药需要少一些，才能很好地发挥作用。比如，伤寒大家刘渡舟教授就说，麻黄汤由麻黄、桂枝、杏仁、炙甘草组成，麻黄汤为辛温发汗峻剂，炙甘草量就宜小不宜大，以防有碍于发汗解表。对此，在《蒲辅周医话》里有谈方剂中的药物剂量一文，兹引述如下。

太阳病本寒而标热，故用辛温解表治之，力求其本也。然麻黄汤之汗必溱溱如虫行为合拍。若大汗淋漓，是为误治。中医研究院一老太太患伤寒太阳表实证，曾用麻黄汤不解，而问于我曰："是否分量太轻，亦或未如您老之喜用葱白耶？"余曰："葱白固发表通阳之良药，但症结不在此。你方中用甘草几何？"答曰："二钱。"余曰："得之矣，如何得汗？麻黄、甘草相去无几，必不得汗。"乃减甘草量，麻黄二钱，杏仁二钱，桂枝二钱，甘草五分，一剂即得微汗而愈。

平素学习方剂，往往只记药，草草读过，不研究其分量，实乃不善读书者也。日人有云："汉方之秘在于剂量。"此当为研究中医之金针也。

《三国演义》描写火攻的地方接连不断。可以说是千姿百态，各有特色。但最善于用火攻歼敌的，要算是诸葛孔明了。

博望相持用火攻，指挥如意笑谈中。直须惊破曹公胆，初出茅庐第一功！

这是《三国演义》中赞扬诸葛亮出山首战告捷的一首诗。诸葛亮受刘备"三顾"之邀，出山担任了刘备的军师。他出山后，先是在博望坡一带采取伏兵计，用火攻将曹军大将夏侯惇、于禁等打得大败。接着，诸葛亮又率军主动撤出新野，布下口袋，再次用更猛烈的火攻，把进犯新野的曹兵烧得焦头烂额。诸葛亮的这两把火，是在曹军大兵压境而刘备兵微将寡的危难形势下，接连获得胜利的。经过这两把火，年仅二十七岁的年轻军师威信大增，就连一直不服气的关羽、张飞，都心悦诚服地赞叹："孔明真英杰也！"

当然，更著名的火攻战还有以弱胜强的三把大火，最终改变了三国大局。官渡之战的乌巢大火后曹操大败袁绍，奠定了统一北方的基础。赤壁火烧战船，孙刘联军大败曹操，形成三分天下的格局。彝陵火烧连营，形成三国后期的格局。正是开兵家之先河，传千古之盛名。

那么，《演义》为何总围绕着"火"字作文章呢？这是因为在那种"白刃相交"的冷兵器时代，缺乏大威力的杀伤兵器，军事家就千方百计地在利用自然力上做文章，火攻和水攻，便成了对敌人造成大规模杀伤的有效战术，也是当时打歼灭战的一种常用方法。因为离开了水火，如果没有绝对优势的兵力，对敌形成四面围困，歼灭战是很难实现的。在《三国演义》中，火攻成了最盛行的战法。

用火作战，兵家特别强调进行火攻的条件。首先，用火必知风。兵法上说："发火有时，起火有日。时者，天之燥也；日者，月在箕、壁、翼、珍也；凡此四宿者，风起之日"。"火发上风，无攻下风"。(《孙子兵法·火攻篇》) 火与风相联，无风不起火。赤壁之战时，因为没有东风，周瑜曾急得"口吐鲜血"，一病不起，后来多亏诸葛亮"借"来了东风，才促使这次火攻战的成功。新野之战，诸葛亮放火，也是乘"狂风大作"之时，一举成功的。可见风与火联系之紧。其次，要使火攻收到奇效，还必须限制对方的机动力。《演义》中描写火攻，多是采用伏击战的方式。或利用两山夹沟，前堵后截，困敌放火；或设置空城，诱敌进入，关门点火；或夜晚劫寨，乘敌熟睡之际，四面举火。赤壁之战中，庞统诈降，巧献连环计，怂恿曹操把舰船用铁索钩连起来，也是为了限制曹军在水上的机动能力；彝陵之战中，陆逊火烧连营七百里，是借助刘备的战线拉长，首尾难于相顾，部队在整体上无法机动，才使火攻大显神威。

《孙子兵法》上说：善于打仗的人，他取得胜利，既显不出智谋的名声，也看不出勇武功劳。因为他的取胜是无疑的，所以无疑，是由于他的胜利是建立在确有把握的基础上，他所战胜的敌人是已经处于失败地位的敌人。善于打仗的人，总是使自己立于不败之地，同时又不放过任何足以战胜敌人的机会，因此，打胜仗的军队，总是先创造取胜的条件，才同敌人作战；打败仗的军队，总是先同敌人作战，而后企求侥幸取胜。会用兵的人，善于从各方面修治"不可胜"之道，确保必胜之法度，所以他能掌握胜败的决定权。所以，为将之道，在善于求"势"。要求"势"，就必须从战略全局和动态的角度上来考虑问题。因为，局部是看不到大"势"的，故《孙子兵法》提出必须"庙算"和"知己知彼"。如果将帅不能求"势"，则主帅无能，累死三军。或如一位外国军事家所说："如果战略错了，那么，将军在战场上的指挥才能、士兵的勇敢、辉煌的胜利，都将失去它们的作用。"这与中医强调整体观念有共同之处。

兵医相通，求"势"创造战机与中医辨证抓住病机很相似。援兵入医，有助于理解中医的核心思想——辨证论治，整体观念。为什么中医不见病治病，而要搞辨证论治、整体观念这些东西，就是要更好地求"势"，然后因"势"利导。如岳美中老中医所说：什么是叫辨证论治？浅言之，"因势利导"而已。因势，概括辨证；利导，概括论治。伤寒大家陆渊雷说："药治之原则，在利用人体之天然抗病力，而顺其趋势。证在上在表者，知抗病力欲外达，故太阳宜发汗。证在下在里者，知抗病力欲下夺，故阳明宜攻下。至于证在表里上下之间，则抗病力之趋势不可知，故汗吐下诸法，皆禁施于少阳。"任势就如《三国演义》的几把大火，事半功倍，中医秉承了古代兵家任势思想，提倡用巧力，四两拨千斤；西医秉承西方科学精神，强调知识就是力量，但不太讲究智慧。下面略举二例以说明之。

例一：过敏性哮喘——栀子豉汤（选自刘渡舟教授经方临床应用学习班郝万山教授授课资料）

三十年前，我在东直门做住院医生。那么，我总觉着我开的方子疗效不好，我就给领导说，我自己不看病了，我要给老大夫们抄方。所以那个时候，东直门医院的老前辈，我都给他们抄过方。那个时候，我有一天给宋孝志老师抄方。

那么，有一天，来一个患者，这个患者是过敏性哮喘。他的哮喘每年的五一节开始发作，国庆节结束不再发了。冬天不发作，夏天发作。那么，五一到十一这一段，急性发作的时候，就用一些西医西药来控制，用中药，急性发作呢也可以控制，但是，始终不能够让他不发作。所以这样反复发作大概有两三年的历史。那么，找我们宋老看的时候，宋老说：你这个病怎么得的。他说：嗨，别提了。三年前，五一劳动节游行的时候，他是通县农民。那么，一大早，那个时候的游行，你像三十年前的游行是不坐车的呀，是从通县就步行到天安门广场。那么，一大早，没准，头天晚上十一点就开始集合，然后零点就开始走，走到天安门广场的时候，五一节有时候北京的天气是很热的，他走得又热又累又渴。那么，一到大游行的时候呢，长安街两侧和天安门广场呢就临时装许多自来水管子。他又热又渴，作为一个年轻人，咕咚咕咚喝的自来水是管子的凉水啊，喝了很多，他自己怀里揣着那个油饼呢，又吃了好多。结果，游行没有结束他就开始喘了。从那以后，每年五一节开始喘，喘到国庆节为止。

宋老问完病情之后，看了舌象，看了脉象，给他开了个方。两个药，栀子15g，淡豆豉15g。患者拿到这个方子之后，他说：大夫，我在你们医院看了两三年病了，从来没有大夫给我开这么少的药，这行吗？我可喘得很厉害。我们宋老说话从来不过头，说：你去试试吧，你去试试吧。开了七副。

过了不多会儿，患者又上来了，拿着两个手指提着一串，每一包都这么小吧，说：大夫，这七包茶叶能治我的病吗？给我的印象特别特别深刻。宋老也不动声色地说：试试吧，试试吧。患者又下去了。我可发生了疑惑，我说：宋老，栀子豉汤在《伤寒论》里是治疗热扰胸膈证的，它是治疗心烦的，这两个药它不能够治喘。宋老也不回答是与不是。

一周后，患者来了，说：大夫，吃了您这个药呢，喘呢还是喘，但是，我觉着心里痛快了。他原来也没说心烦，只说胸闷憋气。他说：我觉得心里痛快一点了，好像那憋气的程度呢比较轻了，而且喘的那个程度呢，你要过去，我每次喘呢都要喷那个药，现在可以不喷，忍一会儿也就过去了。好，第二周又吃，第三周又吃。后来这个患者不再来了。到底效果怎么样，我也不清楚。

大概又隔了一年多，我在这个走廊里呢碰见了这个患者，因为我对这两个药来治疗喘，特别的觉着好奇，那到底这个患者好不好？我想，因为患者后来不再来了，我想他肯定是没有好，我就碰上他了。哎，我说：你是不是那年那个喘的那个患者。

他说：是呀。我说：这次你来看什么来了。他说：我这次来看什么什么。他又有别的病了，我记不清他什么病了。我说：你的喘怎么样了。他说：我的喘好了。我说：谁给你治好的。他说：就是就是你呀，你不是跟着那个宋老师一块儿抄方，就那七包茶叶。我说：你吃了多长时间。他说：我后来没再找你们看，我觉着吃这个药很好，就没有进城，就在我们当地抄方，就是这个方子，我前前后后吃了两个半月，从此就不再喘了。你看今年又过了一个夏天，我今年又没有喘。

好，我得到这个消息之后，我就跟宋老说，我说：宋老，记得咱们俩三年前看的那个哮喘的患者吗？你用的栀子豉汤怎么治疗哮喘呀？你给我讲一讲这是怎么回事？要让我，绝对用许多宣肺平喘的药，你怎么就用一个栀子和豆豉来清宣胸中的郁热呀？

宋老这个时候给我说了，他说：确实是栀子豉汤没有治疗喘的记载，可是，栀子豉汤它是治疗什么呢，它是治疗郁热留扰胸膈的，郁热留扰胸膈可以见到热扰心神的心烦。那么如果郁热留扰胸膈，郁热扰肺的话，可以不可以见到喘啊？我说：那也许可以吧。他说：你记得那个患者他是怎么造成的这个病吗？原来他本身不喘，他走得又热又累又渴的时候喝了大量的凉水，吃了大量的冷的食物，那么就把热郁在胸膈了，不过对他说来，表现不是烦而是喘。那么，我们要想把胸膈中的郁热得到清除，得到宣泄只能用栀子豉汤。你看，这就是抓病机用方。所以，使你起到一个什么呢？柳暗花明、峰回路转的感觉。所以，这些思路从哪来的。我说：宋老您的这个思路从哪来的呢？"从《伤寒论》啊！"

例二：严重脑血管畸形，倒经诊断柳暗花明

月经是女性所特有的一种生理现象，如果说月经与一些妇科疑难怪症关系密切，可能有人会感到奇怪。

让我们先来看这样一个病例。一个 16 岁的女性，一天早晨起床后突然头痛、意识不清，到医院经检查诊断为"蛛网膜下腔出血，原因待查"。在医院经过 54 天的治疗后，自觉症状消除后出院。不久，因情绪兴奋，活动较多，休息较少，出现发热，在午睡中头胀痛、呕吐，症状越来越重，第二次住院，经检查诊断为"蛛网膜下腔出血复发"。

在住院期间，经两次脑血管造影，诊断为脑动静脉血管畸形。请外科医生会诊，认为"血管畸形为双侧性，手术危险性太大，可致严重的残废，尤其是影响到丘脑部位，这种情况不建议手术，主要是预防，注意不要有引起血压波动的因素，以免再出血，但现出血的可能性还是存在的。将来也有癫痫的可能，或肢体不能运动的可能。"医生把这种严重的病情告诉了家属，家属请求中医会诊。当时虽然患者神志已清楚，但尚不能坐起，吃饭须人喂，更不能下床，只能卧床。

面对如此的疑难重症，中医能处理吗？

焦树德老中医仔细望闻问切之后，据其母云，这两次发病均在月经应潮而过期不来的情况下发生，过去也有在月经应潮时发生鼻衄（流鼻血）的情况。这次发病时月经又两个月未来潮，自觉后脑部发凉，影响到颈项部发僵硬，脊背亦发凉，继之头痛、呕吐、鼻衄渐至昏迷而住院。根据患者月经不能按时而下，且头痛、呕吐、鼻衄，如此的疑难重症，中医却认为这是一例倒经证，以通经活血治疗为主。服药至下一次月经来潮结束后，病情缓解出院，随后的中医门诊治疗中，头痛、头部跳动感减轻，月经有时能按月来潮，有时虽不能按月来，但赶紧服几剂汤药即来。后来一直未复发头痛、头部跳动感、鼻衄等症，平时一般不服任何药物，也不发病。自服中药以后，追访七年多来未发生过脑血管病，并且患者感到记忆力很好。

以上两病例，例一选方之奇、用药之巧，对于"哮喘"这个"顽敌"，可谓四两拨千斤，以弱胜强。例二面对"脑血管严重畸形、蛛网膜下腔出血"的"顽敌"，不在人体内部进行伤害性的定点治疗，而是顺其自然，诊为倒经，立意之巧，符合中医"见血休止血"的不治之治思想，不战而屈人之兵。为何以上两例收奇效？在于中国经典的思想，从"人之初、性本善"就可看出，此"善"即圆满之意。中医秉承这一思想，认为人体是一个整体，有很强的自我修复能力，提倡用巧劲、用智慧，因势利导地帮助躯体，去找到那个促动全身气机恢复的那个原动力点，以带动全身功能的恢复，也就是辨证知机，能收事半功倍之效。这与只强调科学就是力量而不讲智慧的西方医学有很大的不同。

参考书目

［1］冯友兰.中国哲学简史［M］.涂又光,译.北京：北京大学出版社,
　　1996

［2］明·罗贯中.三国演义［M］.西安：陕西旅游出版社,2006

［3］吕思勉.吕思勉说三国［M］.北京：化学工业出版社,2016

［4］萧枫.三国智谋全集［M］.哈尔滨：北方文艺出版社,2007

［5］孙宝义,刘有增,邹桂兰.毛泽东品三国用三国［M］.北京：国际文
　　化出版公司,2011

［6］中国古代兵法（上下册）［M］.南京：军事学院军事资料室,1982

［7］克劳塞维茨.战争论［M］.中国人民解放军军事科学院,译.北京：解
　　放军出版社,2011

［8］南怀瑾.南怀瑾选集［M］.上海：复旦大学出版社,2007

［9］毛泽东.毛泽东选集［M］.北京：人民出版社,1991

［10］卢志丹.毛泽东读《二十四史》［M］.北京：国际文化出版公司,
　　2013

［11］董志新.毛泽东读《三国演义》［M］.沈阳：万卷出版公司,2011

［12］李炳彦,孙兢.说三国　话权谋［M］.北京：解放军出版社,1994

［13］孙中堂.尤在泾医学全书［M］.北京：中国中医药出版社,1999

［14］刘洋.徐灵胎医学全书［M］.北京：中国中医药出版社,1999

［15］杨通.人活一口气　养生先养气［M］.北京：化学工业出版社,2010

［16］杨通.走进中医2——探秘中医心法［M］.广州：广东科学技术出版
　　社,2018

［17］王三虎.中医抗癌临证新识［M］.北京：人民卫出版社,2016

［18］陆渊雷.伤寒论今释［M］.北京：学苑出版社,2008

［19］清·柯琴.伤寒来苏集［M］.北京：学苑出版社,2009

［20］冯世纶.胡希恕［M］.北京：中国中医药出版社，2001

［21］（日）汤本求真.皇汉医书［M］.周子叙，译.北京：中国中医药出版社，2007

［22］贾海忠.贾海忠中医体悟·父子亲传实录［M］.北京：中国中医药出版社，2008

［23］赵绍琴.赵绍琴温病讲座［M］.北京：学苑出版社，2008

［24］吴元坤，吴生元.吴佩衡医案［M］.昆明：云南人民出版社，1979

［25］邢斌.中医思想者（第一辑）［M］.北京：中国中医药出版社，2011

［26］王象礼，赵通理.中国百年百名中医临床家丛书——李翰卿［M］.北京：中国中医药出版社，2001

［27］彭坚.我是铁杆中医：彭坚学术观点与临床心得集［M］.北京：人民卫生出版社，2014

［28］蒲志兰.中国百年百名中医临床家丛书——蒲辅周［M］.北京：中国中医药出版社，2004

［29］陈可冀.岳美中医学文集［M］.北京：中国中医药出版社，2000

［30］周凤梧，张奇义，丛林.名老中医之路［M］济南：山东科学技术出版社，2005

［31］陆广莘.中医学之道［M］.北京：人民卫生出版社，2001

［32］管飞.对话中西医［M］.上海：上海科学技术出版社，2009

［33］（澳）霍恩.现代医疗批判［M］.姜学清，译.上海：上海三联书店，2005

［34］金元四大家医学全书［M］.天津：天津科学技术出版社，1996

［35］蒲志孝，蒲永文.蒲辅周家传中医录［M］.北京：人民卫生出版社，2018

［36］刘鸿泽.第三次高潮：新中国中医药对外交流纪实［M］.北京：人民文学出版社，1997

［37］陈瑞春.陈瑞春论伤寒［M］.北京：中国中医药出版社，2012

［38］胡维勤，正清和.将中医进行到底：朱德的保健医生谈养生［M］.长春：吉林文史出版社，2008

［39］吴清忠.人体复原工程［M］.广州：花城出版社，2008

［40］清·郑钦安著，唐步祺阐释.郑钦安医书阐释［M］.成都：巴蜀书社
出版社，1996

［41］米烈汉.中国百年百名中医临床家丛书——米伯让［M］.北京：中国
中医药出版社，2001

［42］干祖望.干祖望医书三种［M］.济南：山东科学技术出版社，2005

［43］毛以林.步入中医之门——道少斋医学讲稿［M］.北京：人民军医出
版社，2008

［44］范学文，等.范中林六经辨证医案选［M］.北京：学苑出版社，2007

［45］马永华，叶加南.中国百年百名中医临床家丛书——叶橘泉［M］.北
京：中国中医药出版社，2004

［46］焦树德.从病例谈辨证论治［M］.北京：人民卫生出版社，1995

声明

如果读者朋友或您的亲友有与书中案例相似的情况，本书确实可以提供有益的参考，但我们还是建议您去咨询有关医生或者找专业中医医生诊治，一定要坚持严谨的辨证论治原则，不可机械照搬套用。特此声明！